なぜ、できる人は姿勢がいいのか？

しつこい首や肩のこり、腰痛が
軽減する超簡単メソッド

木津直昭
KIZU
カイロプラクティック
グループ代表院長

清流出版

こんな姿勢の人――
「ああ、いるいる」と思い当たりませんか。
でも、あなたは本当に大丈夫？
もしかしたら、普段のあなたの姿かもしれません……。

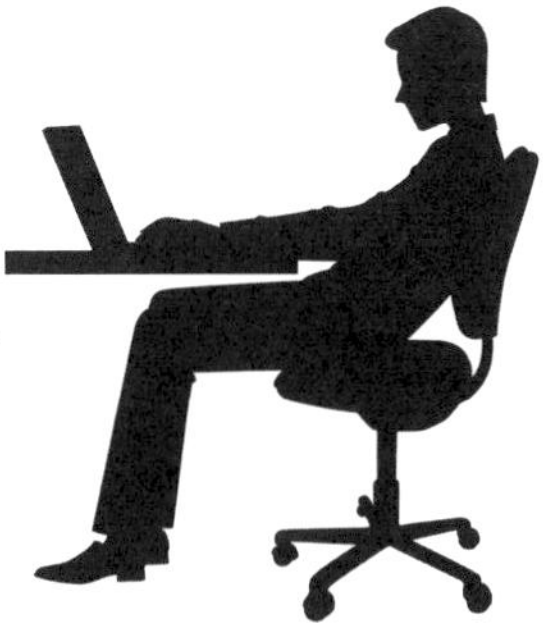

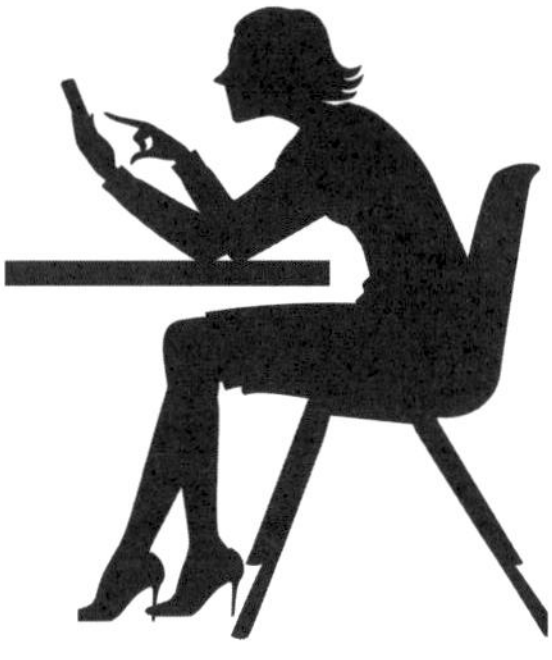

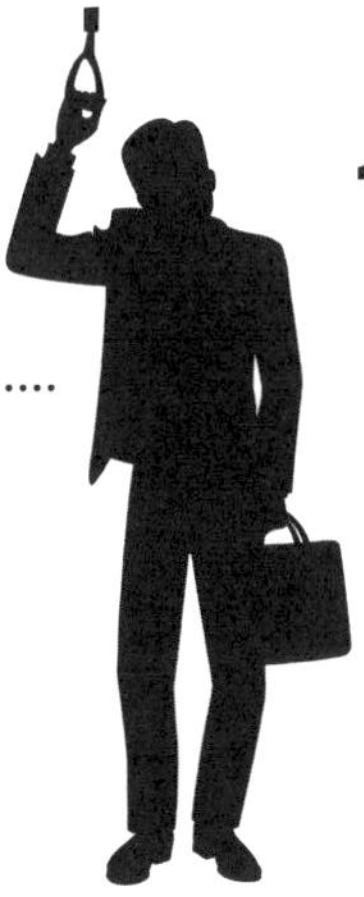

怖いのは、デスクワーカーに多い肩こり、
腰痛、頭痛の慢性化。
実際、程度の差こそあれ、
みなさんその症状に悩まされていませんか?

ですが、本書を読めば、
症状から解放されて
あなたも〝正しい姿勢を簡単に手に入れる〟ことができます。

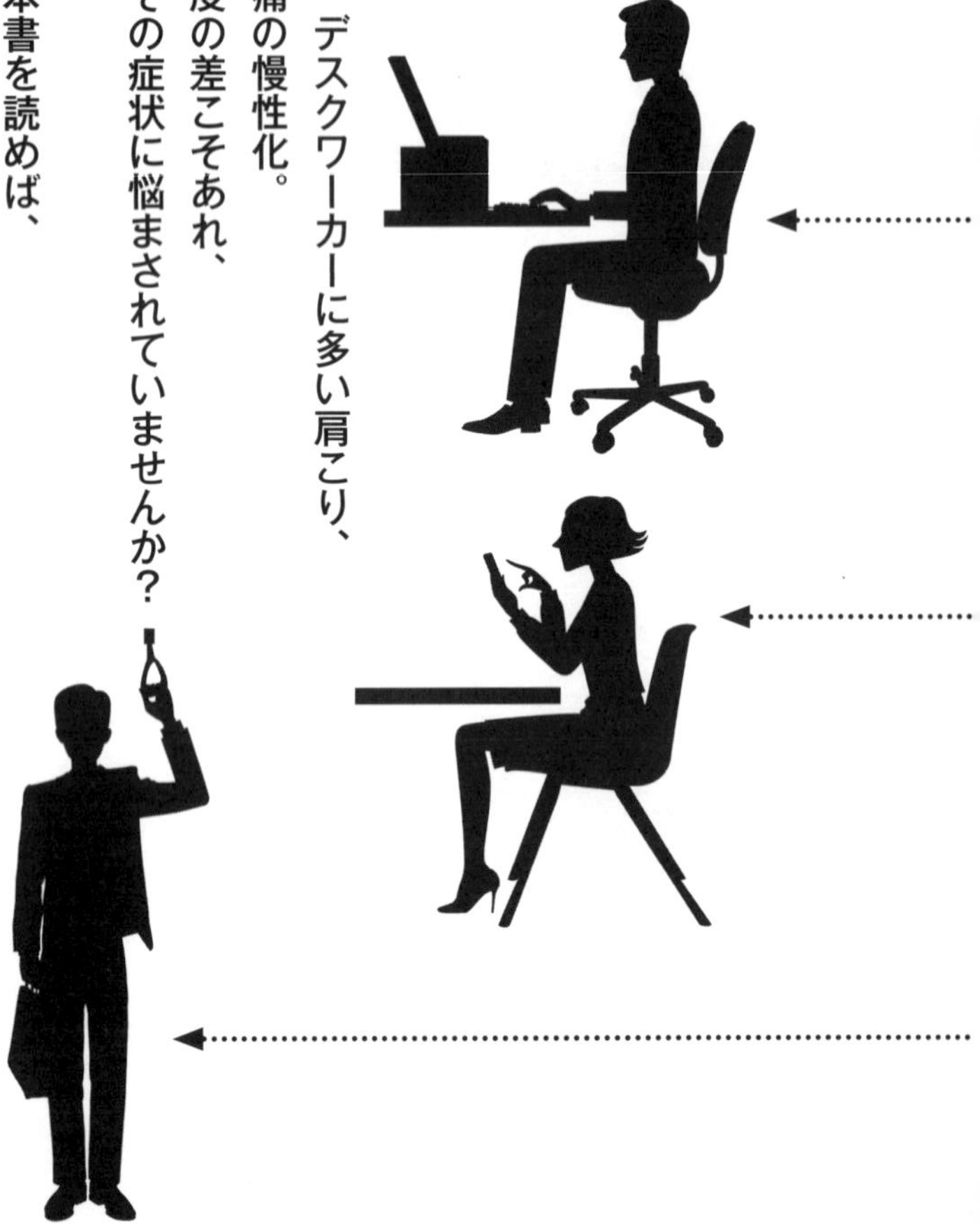

どちらの人と仕事がしたいですか?
どちらの人が信頼できそうでしょうか?
あるいは、どちらの人に好感が持てますか?

右の人か、あるいは左の人か。
今のあなたは……。

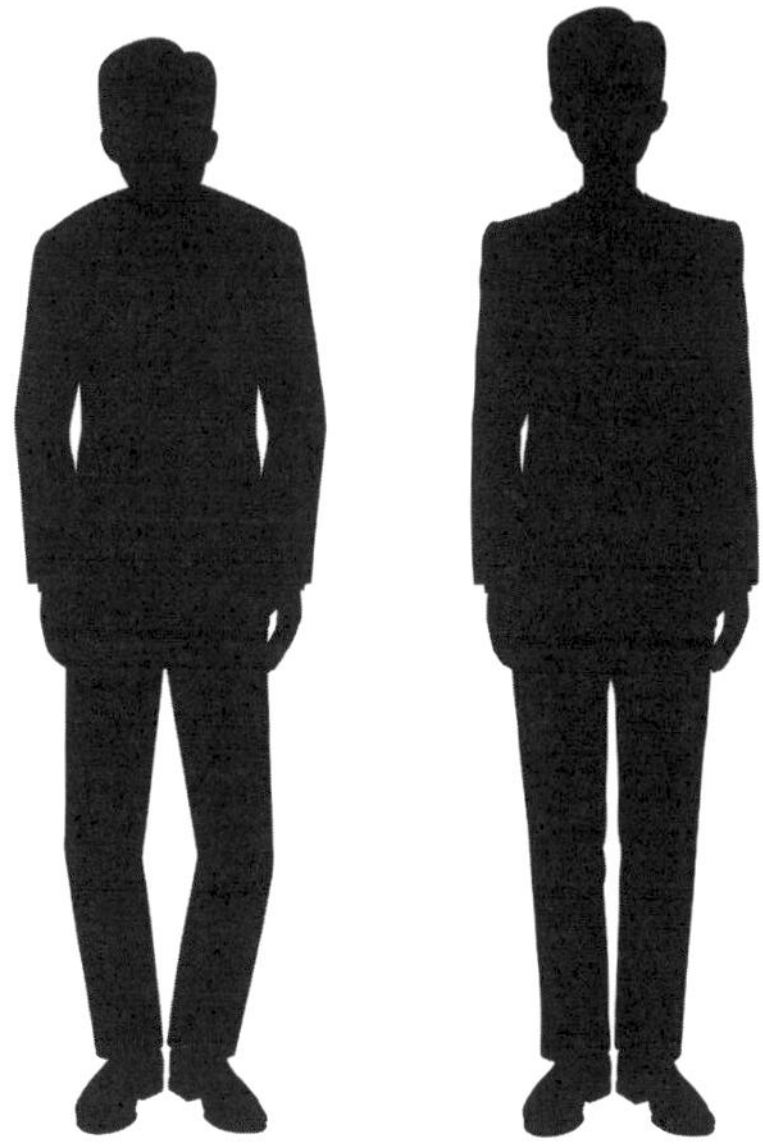

安心してください。
この本があなたの健康を守り、
パフォーマンスをＵＰさせ、
日々のビジネスにベストコンディションで臨めるようにします！

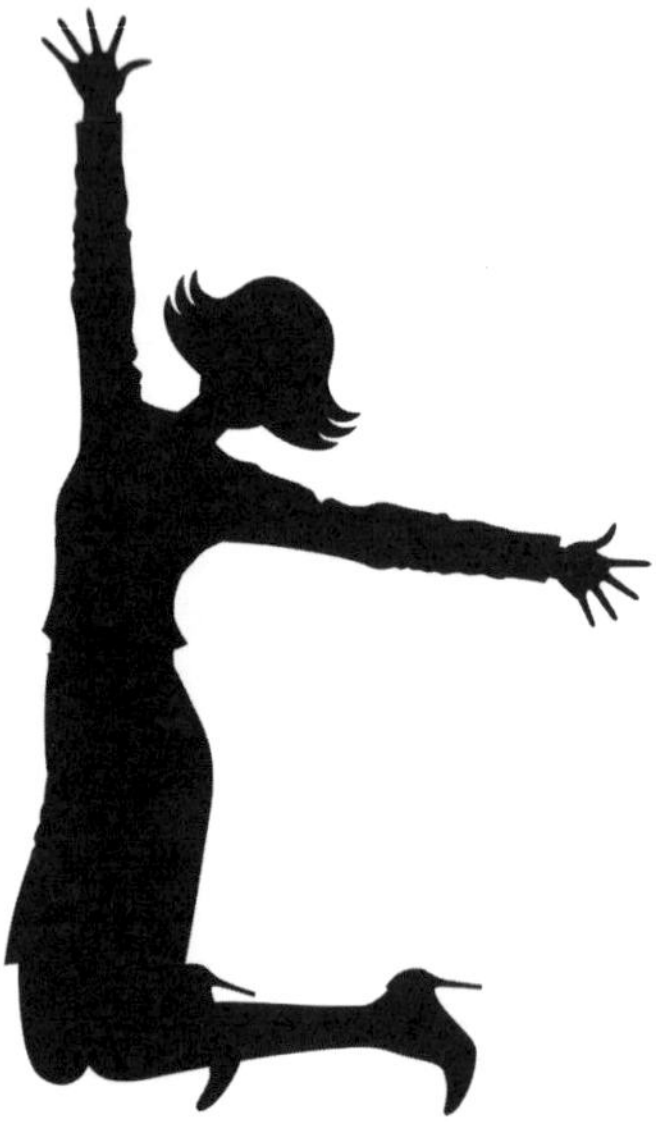

はじめに　「ハイパフォーマーは姿勢がいい」

■できる人は背筋が伸びている

晴天に恵まれた朝、とあるカフェでこの原稿を書いています。

ふと窓越しに街を見ると、行き交う人々は実にさまざまな姿勢で歩いていきます。職業柄、私はすぐに「姿勢」に目が行ってしまうのです。

スマートフォンを片手に首を下に向けて歩く人、上着のポケットに手を入れて肩をすぼめて歩く人、重いショルダーバッグを肩にかけて斜めになりながら歩く人。さらにハイヒールを履いた顔立ちのよい女性が、極端な猫背で立って信号待ちをしていたり……。

そんな中で綺麗な姿勢を保ち、ビシッとしたスーツ姿でさっそうと歩く人（男女ともにかなり少数派ですけれど）は目立ちます。

さて、**「この姿勢のよい人は、仕事ができる人か？ できない人か？」と問われたら、私は即座にこう答えるでしょう。「仕事ができる人である」と。**これは私の経験上、かなりの確率で的中していると断言できます。

オフィスワーカーが集結する、東京・日本橋。この地で20年以上、グループ全体でのベ25万人以上の方が来院しているカイロプラクティックを開業して日々感じてきたことです。

来院される患者さんから一つの法則が見えてきました。それは、**できる人は背筋が伸びていて姿勢がよく、身体のメンテナンスにある程度の時間とコストをかけている**ということです。

来院されるときには、もちろん身体にゆがみや痛み、しびれなどを抱えていらっしゃいますが、当院での施術と正しい姿勢の習慣化によって、ハードワークが続いてもベストパフォーマンスを発揮するタフな身体に変貌を遂げる方がほとんどなのです。

日本橋という場所柄、いわゆる一流企業の方が多くみえます。上場企業の課長、部長クラスの方はもとより、社長、会長の肩書を持った方も珍しくはありません。これらの方々に共通しているのが、健康への意識の高さです。

そして言うまでもなく、**みなさん、姿勢を重要視していて、一様に背筋がスッキリ伸びているのです。**

これらの方々は、メンテナンスへの意識が高く、特別に痛みやしびれがなくても忙しい合間を縫って月に1~2度は来院されます。**現代社会では、日常の生活の中で身体がゆがみやすいことを知っていらっしゃいます。**そしてゆがみがあると身体に大きな不調を引き起こすことも十分に理解されているのです。


ある患者さん（上場会社前会長の70代の方）が、「できる社長たちはみなさん姿勢がいいですよ。なぜなら、どんなときも周りから見られていると意識しているし、実際見られていますからね。私も先生に治療していただいているので同じ年代の仲間と比べれば、背筋がスッキリ伸びていて若く見えるようです。先生に感謝していますよ」と言ってくださったことがあります。

■身体のゆがみは背骨のゆがみ

なぜ身体、特に身体の中心を走る背骨のゆがみが頭痛、肩こり、腰痛、しびれ、さらには消化器官などの内臓のさまざまな不調を引き起こすのでしょうか。

まず、身体の中心部を走り、支える背骨の重要性を簡潔に説明したいと思います。背骨は24個の骨（仙骨と尾骨は除く）からなり、それぞれ骨の間には椎間板《ついかんばん》という軟骨があってクッションの役割を果たしています。

また背骨は全体がゆるやかにS字にカーブしています。このカーブが頭部の重みや、歩いたり走ったり、動くときの衝撃を吸収するのです。重力に対抗する自然の優れたメカニズムです。

場所によって、頸椎《けいつい》、胸椎《きょうつい》、腰椎《ようつい》などに分類されます。

脳からの指令は脊髄《せきずい》という神経の太い束を通って各器官に届きます。中枢神経である脊髄を保護しているのが、背骨です。脊髄は背骨が構成するトンネルのような脊柱管《せきちゅうかん》に守られ、椎間孔《ついかんこう》という場所から枝分かれして出ていきます。このようにして、内臓を含めた各機関につながり、末梢に至る全身に張り巡らされているのです。

身体、つまり背骨がゆがめば神経が圧迫されやすくなって、内臓や全身に張り巡らされる神経に対して悪影響を与えるのは、明白なのです。その極端な例が椎間板ヘルニアです。椎間板がつぶれてせり出したりすることで、神経を圧迫して強い痛みを引き起こすやっかいな病気です。

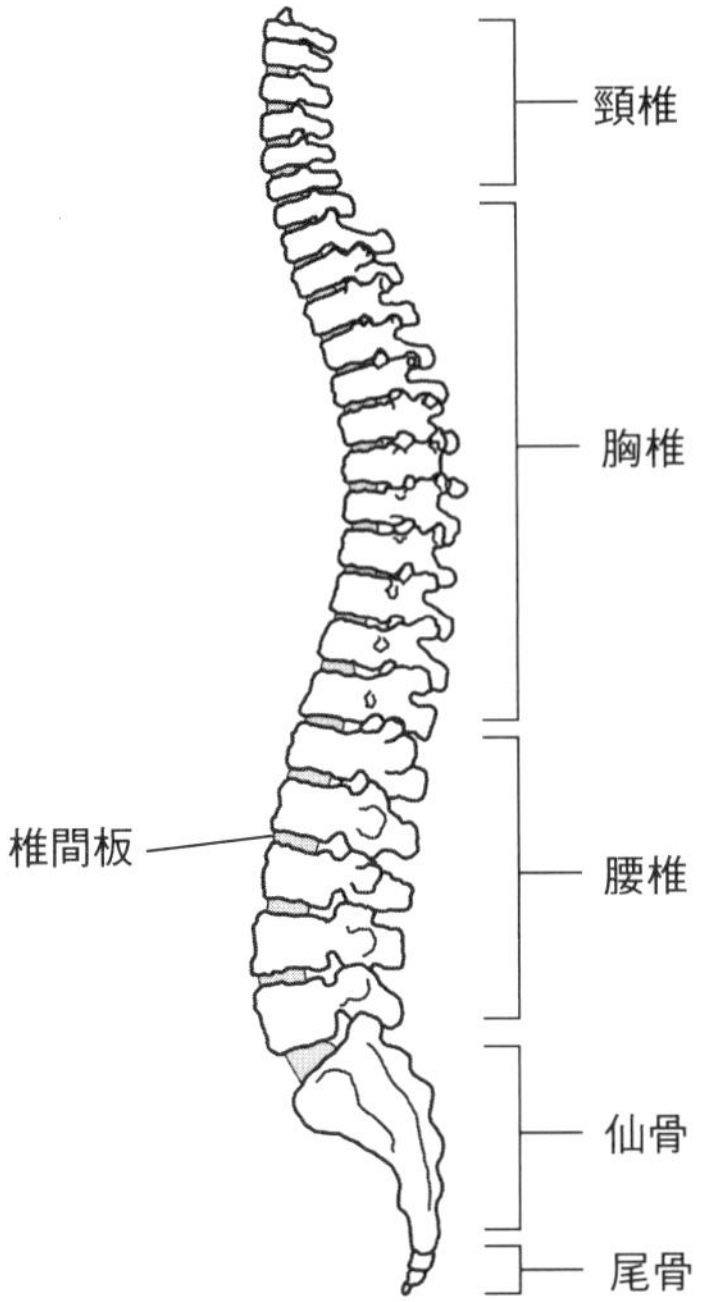

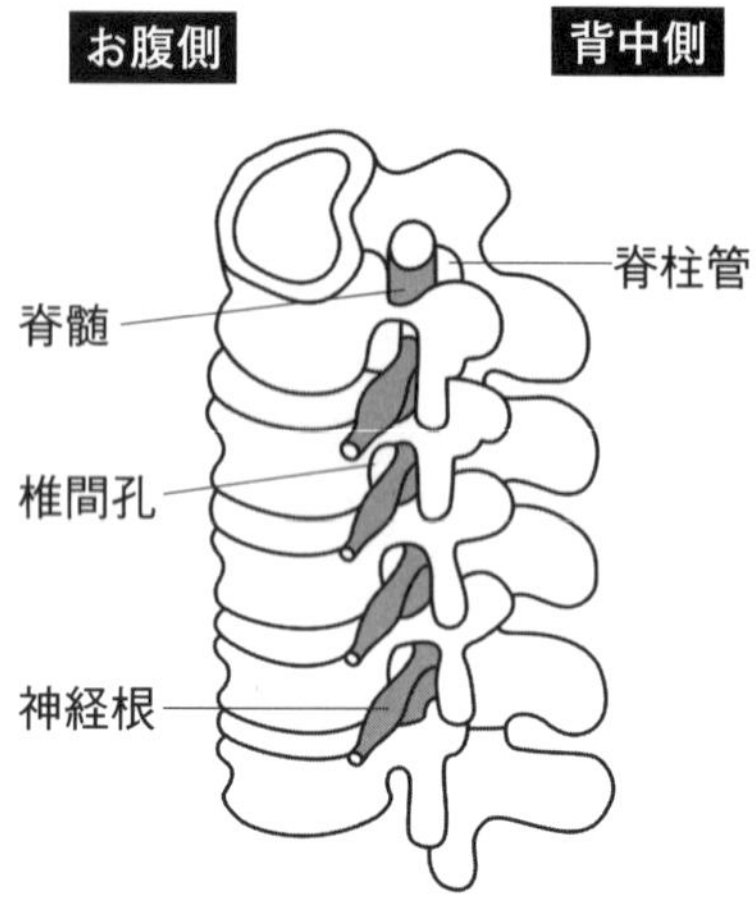

また、肩こりなどのこりは、無理な姿勢で引き起こされる背骨のゆがみを補正しようと、周辺の筋肉が支え緊張します。長時間この緊張が続けば「こり」となり、さらに習慣化してひどくなれば「痛み」に変わっていきます。

頭痛に関しても、頸椎（首から頭の背骨の部分）の神経の圧迫によって引き起こされている場合があります。これは頸性頭痛と呼ばれ、いわゆる偏頭痛とは違うものです。

しかし、現代のオフィス環境や日常の生活環境を見ると、ゆがみのない正常な身体を保つことはそう簡単なことではありません。多くの人の身体が多少なりともゆがみ、不調、あるいは不調のタネを抱え込んでいる状態です。

姿勢の悪さは、あなたの健康を脅かすだけではありません。仕立てのいいオーダーメイドのスーツも、スポーツジムやランニングで鍛えぬいた身体も、高価な香水の香りも、もしもあなたの姿勢が悪ければ、ほぼその価値を損なわせてしまうでしょう。

一方、**正しい姿勢は心身ともに健康であるとともに、見た目もよく、ビジネスにおいては相手に信頼感や安心感を与えることに結びつく**のです。

姿勢のよさは、ある意味でその人の生き方にも直結する重要なものです。

本書をお読みいただき、ぜひ、正しく美しい姿勢を手に入れてください。

さらに、もしあなたが頭痛や肩こり、腰痛などの不定愁訴を抱えていらっしゃるならば、私が長年の経験から生み出した「背骨ニュートラルリセット法」「ニュートラルストレッチ」などを行うことでそれらから解放されて、健康でハイパフォーマンスな毎日をお送りいただけることを心から願っています。

木津直昭

目次

3章　〝究極の〟ゆがみリセット法&筋トレ…背骨ニュートラル法　99

4章 正しい姿勢になる・キープする…毎日の心がけと習慣 125

装丁／吉名 昌（はんぺんデザイン）
本文組版／村上晃三（シンクピンク）
イラスト／池畠裕美

1章

誰もが身体の社長…姿勢がビジネスに大きな影響を与える

■年間損失額、470億ドル！

さて、この途方もない金額、なんの額だと思いますか？　しかも年間の損失額なのですから穏やかではありません。

誰もが、疲れたときや身体に不調があると仕事の効率が落ちると実感していると思います。それが具体的に示された調査があります。アメリカの医師会が発行する、世界で最も権威のある医学雑誌の一つJAMA＝The Journal of the American Medical Association（ジャーナル・オブ・ジ・アメリカン・メディカル・アソシエーション）に、以下のように掲載されました。

3万人以上という比較的大規模な調査で、腰痛や頭痛などの症状が出て作業効率が落ちることによる損害額が発表されています。**欠勤は除いたものでパフォーマンスの低下による損失額が、全米でなんと470億ドル（1ドル120円のレートで計**

算すると約6兆円）にも及ぶと推計されているのです。[*1]

これはアメリカの調査ですが、**私は日本でも同様に腰痛や頭痛などの症状によって作業効率の低下がもたらす損失はかなり大きな額であろうと予想します。**もちろん身体の不調がすべて姿勢に原因するとは言えませんけれど、腰痛や頭痛などの多くのケースで姿勢が原因となって不調をもたらしているはずです。

それは私が日本橋というオフィス街で、長年、多くのビジネスパーソンをみてきた実感です。頭痛にしても偏頭痛などのように、姿勢が原因ではないケースも確かにあります。それでも、さまざまな身体の不調（いわゆる不定愁訴）、さらに動けなくなるほどの首、腰、足などの痛みは、姿勢の悪さが要因となって、症状を発症させ、状態を悪くしていることが決して珍しくないのです。

それにしても、どうして現代人はこうも姿勢が悪くなってしまったのでしょうか。理由はさまざま考えられますが、大きな原因の一つに近年のオフィス環境や私たちの働き方の変化がありそうです。

1日、15時間半！

次にこの数字に注目してください。

1日の約3分の2に当たる時間、私たちはある状態で過ごしています。……さて、すぐに思い当たるでしょうか？

そうです、これほどの長い時間、私たちは座って過ごしているのです。立ち仕事の方の場合は、さすがにそう長い時間は座らないと思いますが、学生も授業のときは基本的に座っていますし、主婦の方も家事や買い物などの外出以外の時間はほぼ座って過ごしていらっしゃるのではないでしょうか。

ここ10年、20年の間に私たちを取り巻く環境は大きく変わってきました。**ビジネスにおいては、パソコンの普及率が大変高くなり、特にオフィスワーカーは1日中ずっと座ってパソコンの画面とにらめっこ。**近くの席の同僚ともメールで連絡を取り合ったり、気がつけば就業時間中はほとんど机を立たず、会話したのも電話以外には一、二言……という方も少なくないでしょう。

仕事や職種によって机に向かっている時間はそれぞれ違うものですが、総じてオフィスにいてパソコンを相手にしている時間が長くなっているのは間違いありません。そしてオフィスでは、多くの場合、座り放しの状態なのはみなさんもよくご存知のことと思います。さて、この1日の座り時間ですが、自分では何時間程度だと思いますか？ 実際にはみなさんが思い浮かべる時間より、かなり長いものです。

私が患者さんに直接質問したり、セミナーなどで座り時間のアンケートをとったりして、1日の座り時間を訊くと6～8時間ぐらいという回答が多いのです。しかし、これは過少申告と言わざるを得ません。

質問を変えて、**「24時間－睡眠時間－行動時間（運動や歩行など）＝座っている時間」**で計算してみてください、という質問の仕方をすると、座っている時間の申告時間が大幅に伸びます。

みなさんも試しに是非やってみてください。

例：30代のデスクワークの男性…6時間睡眠で、朝30分のジョギングをしていて、通勤で家と駅、会社と駅の間を往復30分歩く、そして会社では昼食のために外出して30分歩く、ほかにには、ちょっとした動きを1時間とすると……。

答えは、24－6－2.5＝15.5

一見、身体を動かす生活をしていても、なんと15時間半もの時間を座っている計算になります！

いかがでしょうか？　自分に置き換えてみると少しショックな数字かもしれませんね。

つまり、現代の生活では座り時間がどんどん増えて私たちは座った状態で長時間過ごしているのです。

■人間の身体は、実は長時間座るようにできていない！

残念ながら、座った姿勢を長くとることは人間にとって好ましい状態とは言えません。長時間座っていると、なぜいけないのでしょう。

単純に言えば、身体への負担が増すからです。具体的には背骨、特に腰の椎間板への負担が大きく増すのです。

立っている状態の椎間板への負担を数値化し100とすると、座って前かがみは185というかなり高い数値になります。座って前かがみの姿勢、これはまさにオフィスでのパソコンに向かう多くの人の姿勢です。

つまり、座り姿勢はそれほど大きな負担を私たちの椎間板にかけているのです。

次のページのグラフをご覧ください。「直立」と、「座って前かがみ」を比べてみればその差は明白です。

椎間板にかかる負担は、姿勢によって大きく違う！
（「直立の姿勢」を 100 とした場合）

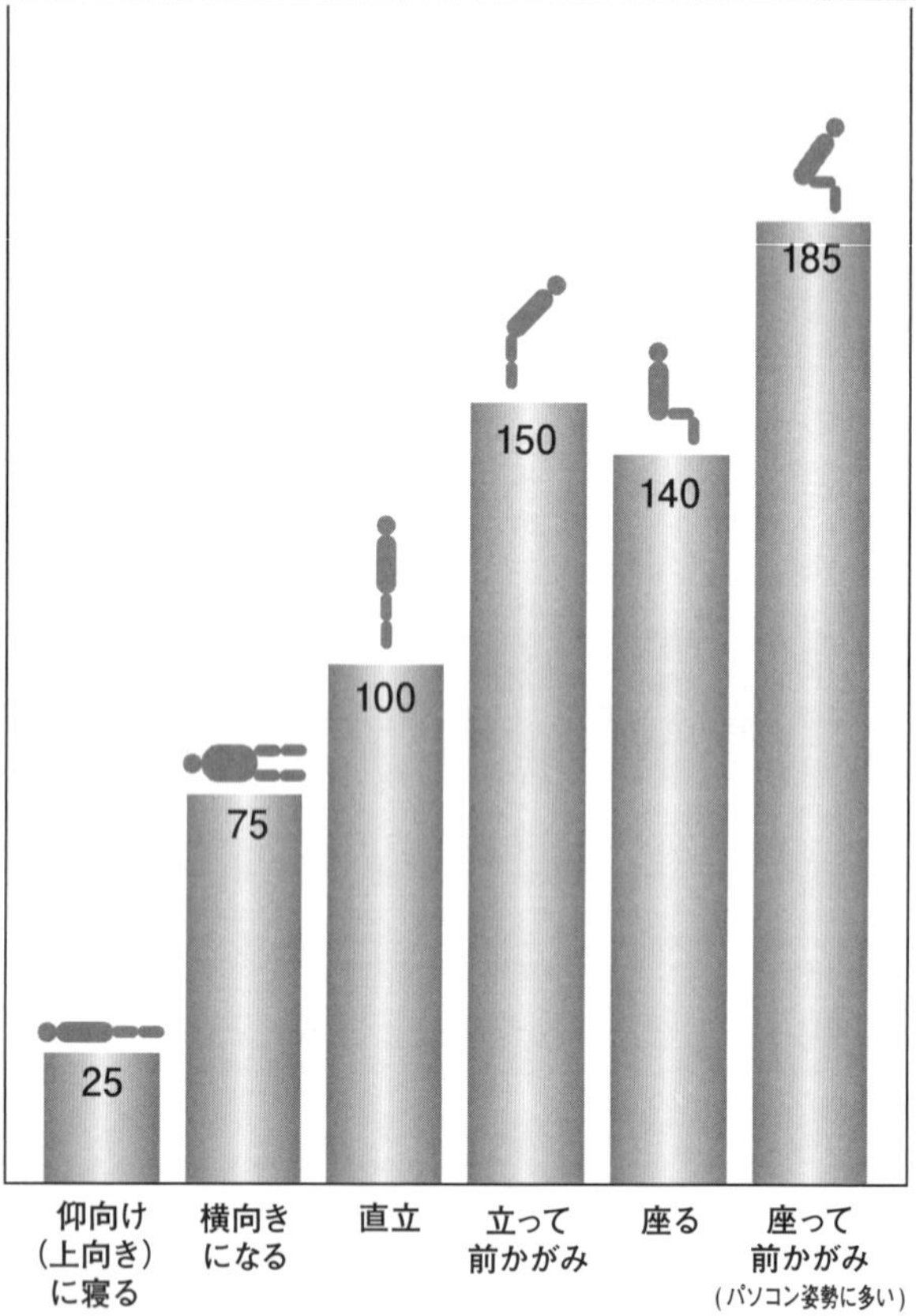

資料：ナッケムソン「姿勢の変化による椎間板内の変化」
（「The Lumbar Spine An Orthopaedic Challenge」Alf L.Nachemson ／ 1976 年 *2

デスクワークが長いほど死亡率が上がる!?

また、デスクワーカーにとっては、恐ろしい文献も存在します。それは長い時間座っている人ほど死亡率が上がるというものです。

これもアメリカの医学雑誌ＪＡＭＡ＝The Journal of the American Medical Association（ジャーナル・オブ・ジ・アメリカン・メディカル・アソシエーション　２０１２年発行）からの抜粋ですが、**長時間座っている人は、多く運動すれば、死亡率は減少するが、相対的に長時間の座位（11時間以上）と短時間の座位（4時間以内）を比べると死亡率のリスクは前者が飛躍的に高まる**[*3]のです。

調査では、1日に座る時間を４つのカテゴリ（0〜4時間、4〜8時間、8〜10時間、11時間以上）に分けて調査をしたところ、座る時間が長いほど死亡率が上がるという結果が出たというのです。

また、この座位による死亡率は性別、年齢、運動量、ＢＭＩ、心臓病・糖尿病の有無とは無関係に増加しています。

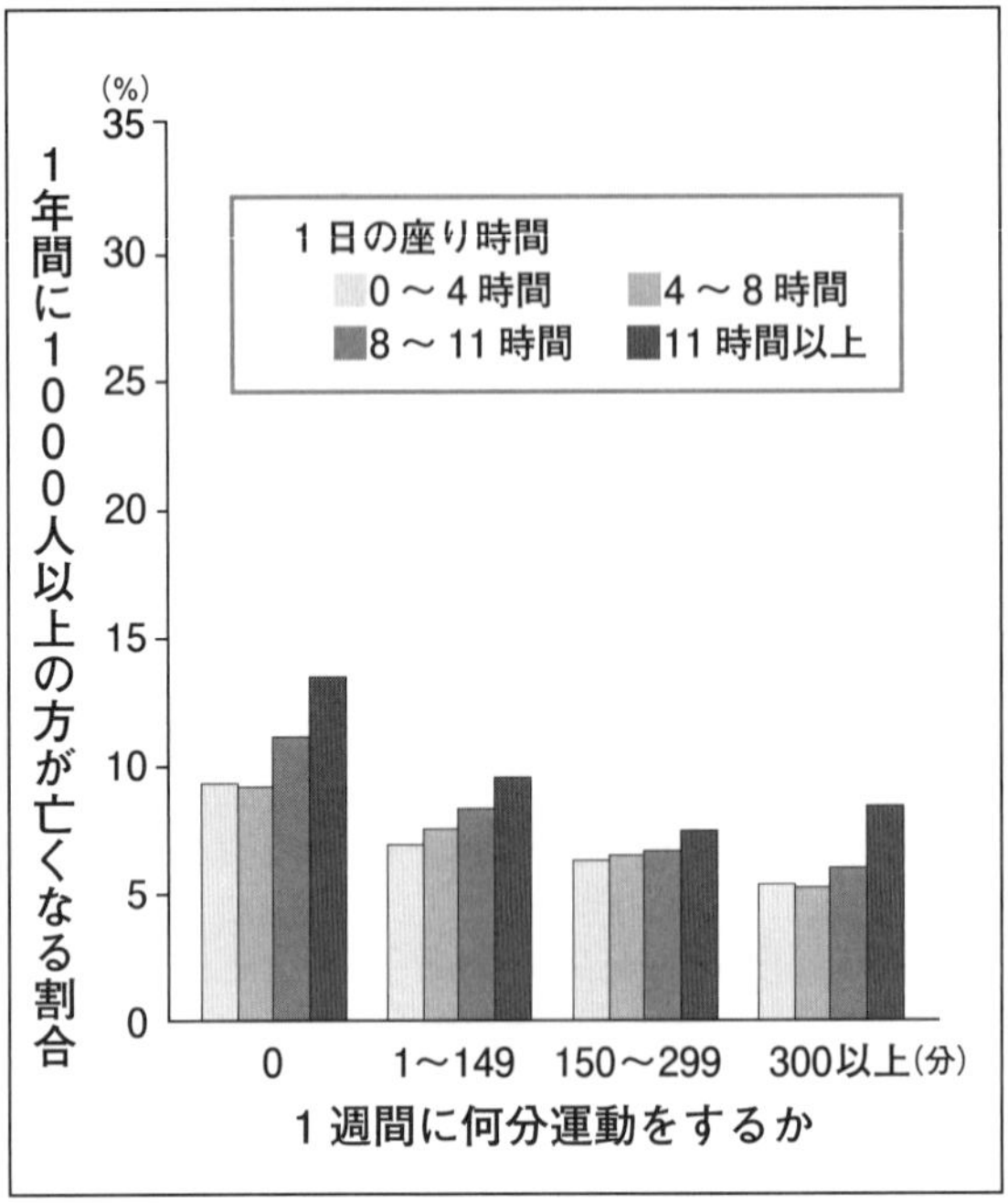

45歳以上の被験者、約22万人から得られたデータ
出典　JAMA.2012;172(6):494-500

なぜ、座っている時間が長いほど死亡率が上がるのか、その理由は正確にはわかっていませんが、私は心臓や血管などの循環器が長時間座ることで弱くなり、その影響が大きいのではないかと推測します。また、長時間座っていることのリスクが、このデータから痛烈に伝わってきます。

まず、長時間のデスクワークをしている方は、本書でお伝えする正しい姿勢を知って実践していただきたいと思います。同じ座るのでも、正しく座れているかどうかで身体への負担は大きく異なります。

これほど長時間、人々が座る生活をするようになった一因は、私が言うまでもなくパソコンなどの電子機器の普及であることは疑いがないと思います。

スマートフォンやタブレットの普及もあり、インターネットの利用も年々増えています。総務省の調べでは、平成25年末のインターネット利用者数は、10，044万人（前年比4.1％増）、人口普及率は82・8％（前年差3.3ポイント増）となったということです。

■デスクワーカーはうつになる可能性も高い!?

1日のうち座る時間が長いほど、不安やうつ的な傾向が強くなるという実験結果が出ています。

Mental Health and Physical Activity（メンタルヘルス・アンド・フィジカル・アクティビティ）誌によると、タスマニア大学の研究[*4]で、「1日に6時間以上座っていると回答した職員は、1日3時間以下しか座っていないと回答した職員に比べて、不安や抑うつの慢性的症状が悪化していた」ということです。

この場合の6時間、3時間というのは勤務中の座り時間のことだと思われます。8時間勤務の方だと、デスクワークの場合多くの方が、この6時間以上に当てはまるのではないでしょうか。残業を含めると座り時間はさらに上がりそうです。

ほかにも、座り姿勢を続けることがメンタルに悪影響を及ぼすという研究は各地で行われ、実験では長い時間、座っている人のほうが不安感や抑うつ感が強まるという結果が出ています。

長時間座った状態でいることがメンタルに影響を及ぼすということはなんとなく理解できるような気がします。途中で適度に散歩をしたり、リフレッシュすることが重要なのでしょう。

また、**腰痛は、メンタル（この場合はストレス）が大きく影響している、**という説もあります。もちろん、すべての腰痛に当てはまる訳ではありません。

ごく簡単に言えば、ストレスが大きいと、自然と筋肉が緊張します。すると血流が悪くなり腰痛が引き起こされるのではないかと推測されています。血流が悪くなることで、こりが発生し、筋肉が弱って姿勢を崩してしまい、それが腰痛を引き起こすのでしょう。

長時間座ることでメンタルが弱り、降りかかってくるストレスを処理しきれず、そのストレスが腰痛を引き起こすと悪いスパイラルに入ってしまいます。

そのためにも、普段の座り姿勢で身体に負担をかけないようにするとともに、1時間に1度、2~3分でも定期的に席を外す、外せない場合はせめて伸びをするなど、気分転換を兼ねて身体のケアをすることをお勧めします。

一流企業が仕事中の姿勢の重要性に着目し始めた

最初の「年間損失額、470億ドル！」の話に戻します。

私は日本でもかなりの年間損失額が生じていると予測しますが、では、このパフォーマンスの低下を事前に抑える方法はないのでしょうか？

私が長年、自問自答した結果が「**姿勢コンサルティング**」です。文字通り、姿勢をコンサルティングしてよい姿勢を保つさまざまなアドバイスをします。

この姿勢コンサルティングが必要な理由を簡潔に述べたいと思います。

多くの患者さんは、症状が悪化してから来院されます。また、痛みを感じ始めたときがトラブルの始まりと勘違いしている方も少なくありません。**実は、痛みなどの症状が発生する前には、必ずその問題の根源である「蓄積」があります。ゆがみなどの蓄積がその痛みの原因になっているのです。**ですからまずは痛みを取り除く処置をして痛みのない状態になったら、その原因である「蓄積」を取り除く必要があるのです。

例えば、足首を捻挫したとします。捻挫をしたら、炎症が出現するのでまずはよく冷やし、それから固定して安静にするのが一般的な治療の方法です。ですが、捻挫がよくなったら、それで万事解決というわけではありません。

普段から身体をメンテナンスする習慣のある方は、足首を痛めた原因が存在することを知っています。それは、体幹の崩れだったり、足首の関節のアライメント（角度）の崩れだったり、人によってさまざまです。これらの原因を治すことが重要なのです。

ではその体幹の崩れや足首の崩れは、どこから起きたのでしょうか？

それは、日常の生活の中でゆっくりと蓄積されたものです。そこに姿勢の大切さがあります。座り姿勢、立ち姿勢、歩き姿勢など、普段の姿勢のゆがみが問題を蓄積させ、最終的に身体のさまざまな箇所の痛みを引き起こすのです。

つまり対症療法だけではなく、根治療法が必要なのです。

この姿勢コンサルティングによって原因をできるだけ軽減しておけば、痛みが起きる頻度は減るし、痛めても軽症で済むはずなのです。この意味では予防療法です。そして健康な身体になり作業効率が格段にあがり、結果、業績UPに繋がるのです。

また、私は座り時間のリスクを多くの人に伝えたいと願い、**「行動姿勢研究会」***を設立しました。この研究会では、座る、歩く、走る、立つなどの身体の使い方を研究しその結果を健康に寄与できるように活動しています。その中で「座り姿勢コンサルティングセミナー」という実践型のセミナーを大手企業にご提案してきました。

その反応は上々で、ご提案した企業には、即答で導入してもらっています。まだご提案を開始して半年も経過していません（執筆時点）が、大和証券㈱、㈱東京放送（TBS）、㈱NTTぷらら、国際石油開発帝石㈱、東レ・ダウコーニング㈱、相模屋食料㈱、SAPジャパン㈱、PLUSプラス㈱、㈱アジアピクチャーズエンタテインメント、㈱ユナイテッドアローズなど、一流企業がこの座り姿勢コンサルティングセミナーを受講されています。

プレゼンを行うたびに、企業の座り姿勢への関心度の高さをひしひしと感じています。**それだけハード面では限界が近づいているのだと思います。**例えば、椅子です。各大手オフィスメーカーは、理想的な椅子の製造を目指し、実際に高機能で、加えて座り心地のいい椅子が世に出回っています。

しかしこれらの人間工学に基づいた1台10万円以上もするような椅子に座っている患者さんから相談を受けるのは「どうも椅子が合わない気がするので、先生、お勧めの椅子ないですか?」ということなのです。せっかく社員のために導入した高価な椅子が、社員に合わないという現実があるのです。

先日、大手企業で開催した座り姿勢コンサルティングセミナーで、デスクワークの女性社員に「会社の椅子は自分に合っていますか?」という問いをぶつけてみました。すると26人中、なんと25名が「合っていない」と答えました。なぜこの質問をしたかというと、実際にオフィスを見学したときに使用されている椅子を見て、彼女たちの作業に向いていない構造であることが明らかだったからです。

患者さんに指導させていただいたり、多くの企業でセミナーをさせていただいているので、自然と、座面の角度や社員のみなさんの仕事の内容から、合う椅子か、合わない椅子かの目利きの能力が備わりました。

実際に臨床の場でそのような相談を受けることが度々あったり、また座り方が悪くて多くの方が腰痛をはじめとしたさまざまな障害に陥っているのを見てきて、これは椅子そのものはもちろんのこと、正しい座り方（座り姿勢）を啓発する必要がある、と気づいたのです。

これらの事実を広めれば、頭痛、肩こり、腰痛などの不定愁訴は劇的に減ると確信しています。それが「座り姿勢コンサルティングセミナー」を開始した理由なのです。

行動姿勢研究会*について

行動姿勢とは、寝る、立つ、座る、歩く、走るなど、日常誰もが無意識的に動いているときの姿勢を指します。これら無意識で行っている何気ない行動は、身体の使い方によってはさまざまなリスクが存在します。例えば、人間は通常、座っている状態を立っている状態よりラクに感じます。それは、筋肉を働かさない（脳を使わない）姿勢をラクと感じているからです。

つまり、人々は悪い姿勢をラクと感じます。しかし、前述の通り椎間板レベルでは、座るより立っている方が負担は少ないのです。筋肉や脳が使われずに行う行動姿勢は、知らず知らずのうちに身体に負担をかけてさまざまな障害の原因になりうるのです。

それらの障害を未然に防ぐには、正しい身体の使い方（行動姿勢）を覚える必要があります。立ち方、座り方、歩き方などが基本にあり、手・腕・足の使い方も行動姿勢の一つです。これらは一般の人々の日常生活からスポーツアスリートの世界でも共通する身体の使い方なのです。

この行動姿勢を研究し実践に取り入れ、国民の健康とスポーツの発展につなげることがこの行動姿勢研究会の目指すゴールと考えています。

トヨタ生産ラインにおける、従業員の姿勢へのこだわり

27兆円！

この想像もつかないような数字、なんの金額だかおわかりでしょうか？

トヨタ自動車の２０１５年3月期の連結売上高です。

過去最高売上高を記録した、世界のトヨタが取り入れているあるシステムについて初めて知ったときには感激しました。

それは、**生産ラインでの組み立て姿勢においての作業負担を数値化（ＴＶＡＬ法）させ、それを作業員の姿勢の改善に役立て、作業効率を向上させたのです。**簡単に言えば、中腰で作業をしていた姿勢を腰の負担を軽くする状態にライン自体が変化するのです。

そんなトヨタの凄さを自分の目で確かめるために、先日、名古屋にあるトヨタ自動

車工場を見学させていただきました。トヨタは更なる進化を遂げていました。それは「らくらくシート」というもの。車の中の細かい作業をするには、無理な体勢になりがちです。その姿勢を軽減するために、座った状態で車の中に移動して作業できるのです。またそのために、「ドアレス工法」という、塗装作業で装着しているドアを1回取り外していることも見逃せません。

これらの**トヨタの姿勢へのこだわりは、結果、従業員の腰（椎間板）への負担が減り、腰痛などがなくなって作業のパフォーマンス向上につながります。会社は作業効率の改善による恩恵を受けたのです。**

つらい姿勢で作業すれば、集中しにくく、ミスも起きやすくなるし、従業員の身体に負担をかけてしまうことは、自ずと察しがつきます。

その改善を実現させてしまうのがトヨタの凄さなのです。

余談になりますが、トヨタ本社ビルは、四角形ではなく端がカーブした形状を採用しています。これは、社員同士が廊下の角でぶつからないように先が見えるよう設計してあるからなのです。

従業員を想う気持ち＝会社の繁栄。

まさしくトヨタの企業理念と一致するのです。

立ち仕事ならではの姿勢の大切さ

姿勢の大切さは、デスクワークに限らず、立ち姿勢でも同じことが言えます。座り仕事に比べれば身体への負担が少なくリスクも軽いとはいえ、長時間じっとして立っているつらさはみなさんもご経験があるでしょう。

そこで、今、私がいくつか行っている大きなプロジェクトの一つが、立ち仕事の負担を軽減し見栄えもよくする**「立ち姿勢コンサルティング」**です。立ち仕事にもさまざまありますが、**正しく立つことで長時間の立ち仕事も劇的にラクになる**のです。

また接客系の立ち仕事の場合、従業員の姿勢がお客様へもたらす視覚的な効果は、売り上げにも直結する大事な要素です。従業員の印象によって、そのお店のブランドイメージは大きく左右されます。

先日も洋服や鞄の大人気セレクトショップを経営するユナイテッドアローズさんの

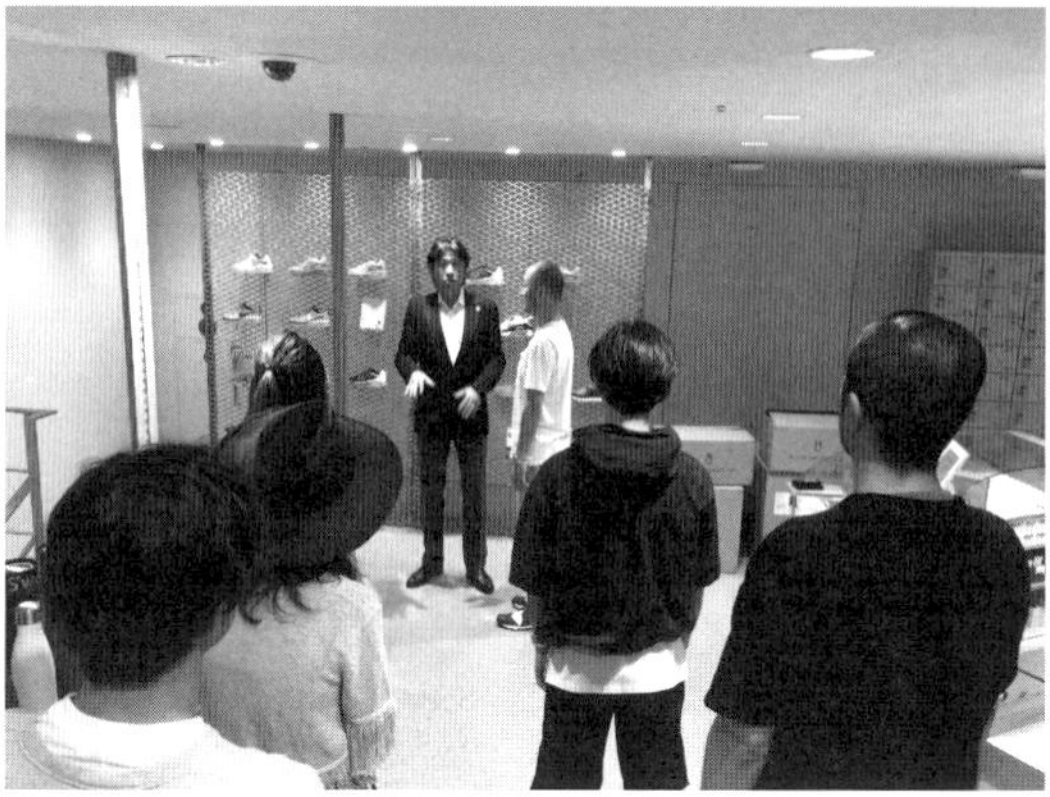

ユナイテッドアローズさんのアンルート銀座で行った、
立ち姿勢講義の様子

アンルート銀座においてスタッフさん向けに立ち姿勢と歩き姿勢について講義させてもらいました。

アパレル業界では、接客する従業員の姿勢は特に重要です。

立ち方や歩き方が凛《りん》とした姿勢になれば、当然、自社の洋服を着たときの見栄えも格段にアップします。結果、店頭を訪れたお客様が、その洋服を購入したくなるのです。そして、店員は身体に負担をかけない立ち方を習得できるので、一石二鳥にも三鳥にもなります。足痛、腰痛などの予防・改善につながり、店舗自体が元気になっていくのです。

姿勢をよくする、たった一つの方法

普段の姿勢を正しく保つことがいかに大切であるか、ここまでお読みいただいておわかりいただけたかと思います。また、テレビ番組などの断片的な情報で、普段から姿勢をよく保つことが心身の健康に影響することを知っていらっしゃる方も多いでしょう。しかし、にもかかわらず、**姿勢をよくすることを諦めている方が少なくありません。**

「どうせ自分は、昔から姿勢が悪いから」
「40過ぎて、今更姿勢がよくなるわけがない」
「正しい姿勢は疲れるのでキープできない」

こんなふうに思っている方が多いのではないでしょうか？
中でも、正しい姿勢をキープするのが、「つらい」「疲れる」と思われている方が多

――正しい立ち姿勢とは――

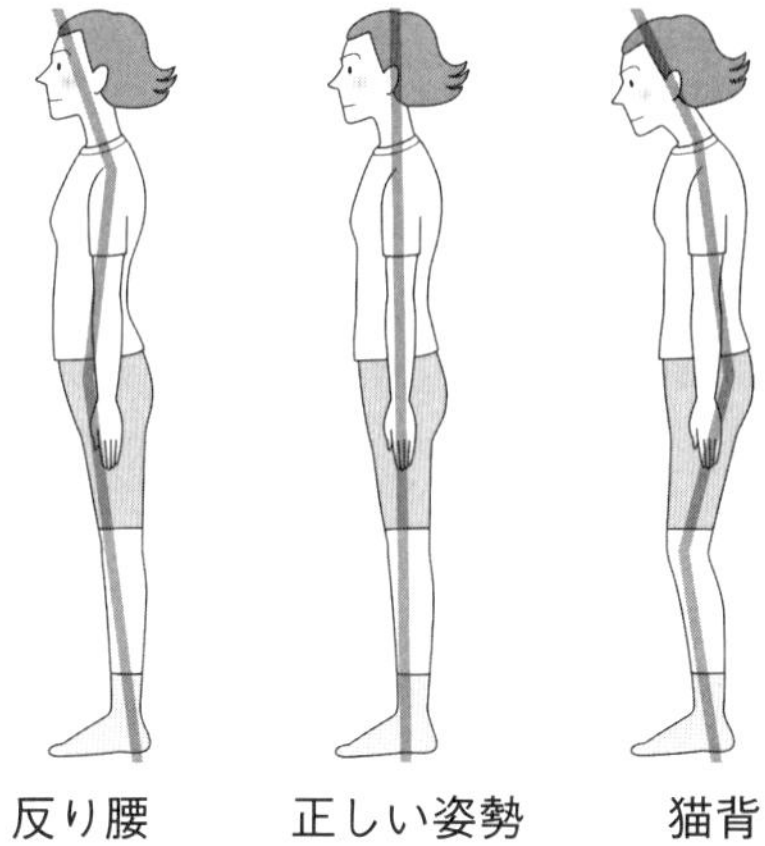

いのです。何度か姿勢をよくしようと意識してみたけれど、どうにも正しい姿勢をキープできない、そういう方もいらっしゃるでしょう。

しかし、あえて私は「正しい姿勢を保つのは実は簡単である」と申し上げています。**正しい姿勢を保つには筋肉をリセットして、身体の使い方を変えればよいだけ**だからです。

正しい姿勢は、身体の組織（筋肉、関節、骨）や内臓に負担をかけません。

正しい姿勢はつらくないし、疲れないのです。

つまり、正しい姿勢はラクなのです。

正しい姿勢（立つ、座る、歩く）については、第2章（80ページから）で詳しく説明します。

一般的に正しい姿勢はつらいというイメージがあるかもしれません。それは、子供の頃から親や学校の先生に、

「姿勢を正しなさい！」

「背筋を伸ばしなさい！」

と半ば強制的に姿勢をよくするように指導されてきたからではないでしょうか？

映画館で長時間座ったときにお尻が痛くなって、何度も姿勢（お尻の接地面）を変えたことはないでしょうか？　でも初めからきちんと正しく座っていれば、お尻は痛くならず、何度も姿勢を変えなくてもつらくないのです。

正しく座るためには、読んで字の如く「坐骨」で座るように骨盤を立てるようにし

て座るとよいのですが、**悪い姿勢は、お尻の筋肉で座ってしまいます。**お尻の皮膚は他の場所に比べても薄く、痛みを感知しやすいので、すぐにつらくなるのです。

ここで臨床30年、のべ15万人をみてきた経験から導かれた「姿勢の定義」について簡潔にまとめておきます。

●正しい姿勢
＝身体の組織に負担をかけていない姿勢
＝見た目が格好よく、綺麗な姿勢

●悪い姿勢
＝身体の組織に負担をかけている姿勢
＝見た目が悪く、格好悪い姿勢

まずは自分の姿勢をチェックしましょう！

街を歩いていて、ふと立ち止まり自分の姿をショーウィンドウでチェックしたら、「まるで原人のようになっていた……」と感想をおっしゃった患者さんがおられました。首が前に行き、類人猿のような姿勢になっていたと。

ちなみに、この患者さんは胸郭《きょうかく》出口症候群と言われる手や腕のしびれで来院されました。

重要なのは、まず自分の姿勢に気づくということ。自分の姿勢のゆがみに気がつかなければ、改善する、治すという行動にはつながりません。

まずは、自分の姿勢がゆがんでいないか、ゆがんでいるとすればどのようにゆがんでいるのかを知ることが大切なのです。

では、チェック表を使って自分の姿勢を自覚するところから始めましょう！

姿勢問診表

□ 上向きで寝られない（時々横向きは OK）
□ 座ると足を組みたくなる
□ 床（畳、カーペット、フローリング）に座る時間が 1 日に 30 分以上ある
□ PC とスマホの合計使用時間が、1 日に 8 時間以上
□ 起床時に首・肩・腰のどこかに違和感や痛みがある

チェックが 1 ～ 2 個で要注意（P111 ～のリセットエクササイズへ）
チェックが 3 個以上は、身体のゆがみを取り除く必要あり

また、実際に自分の姿勢を客観的に把握しましょう。大きな姿見でチェックしてもよいのですが、正面からしかチェックができません。ですので、友人、家族に協力してもらって、立姿を「前」「横」「後ろ」の 3 種類撮ってもらってください。できれば白い壁の前に立つと、輪郭がはっきりしてわかりやすいでしょう。

姿勢セルフチェック表

・前向き
□「鼻→みぞおち→へそ→両足」が一直線になっている
・横向き
□「耳たぶ→肩→手の中指→くるぶしの少し前の部分」が一直線になっている
・後ろ向き
□ 耳たぶ、肩、骨盤の左右の高さが同じ

ずれがある場合は、普段の姿勢に問題がある可能性が高いです。特に、横向きのラインが崩れている人は体幹の筋肉が衰えています。いずれにしても、日常生活で正しい姿勢をキープできるようになれば、脊椎や骨盤が正常な位置に戻り、正しい姿勢がラクになります。

注目される体幹が、健康の鍵を握っている

今や各業界から引っ張りだこのクリエイティブ・ディレクターの佐藤可士和さんのベストセラーである『佐藤可士和の超整理術』（日本経済新聞出版社）の中で、空間の整理、情報の整理、思考の整理などについて書かれています。

すばらしい書籍であることについて、私が今更語るまでもないのですが、その中で、「身体の整理術」というべきものにも触れられています。それは、**問題解決の方法としての対症療法ではなく根源の問題を取り除く上で「身体全体の軸の重要性」**について述べているのです。思考の整理術の匠である佐藤可士和さんだからこそ、その「身体の軸」の大切さに気がつかれたのだと思います。

身体の軸、つまり体幹といえば、現在、イタリアのサッカーチーム（セリエA・インテルナツィオナーレ・ミラノ）で活躍している長友佑都選手の体幹トレーニングが

有名ですが、**この体幹トレーニングとは、正しい姿勢を作るためのものと言っても過言ではありません。**

体幹トレーニングと聞くと腹筋周りのトレーニングを想像する方が多いと思います。確かにお腹周りを中心に強化する必要があるのですが、**その目的は身体の体軸を整え、軸を安定させること**なのです。

具体的には、首の軸、背中の軸、腰の軸、肩甲帯や骨盤帯の軸、そして足先からひざ、股関節への軸、これらすべてを連動して働かせることなのです。つまり、この足先から頭上までの軸を安定させた状態、それが究極のいい姿勢なのです。

それは見た目がいいだけではなく、身体に負担をかけずに、パフォーマンスを最大限に引き出すことができる姿勢とも言い換えることができます。

スポーツ、それも超一流のアスリートはほぼ、姿勢のいい人しかいません。姿勢がよくなければ、いいパフォーマンスができず、いい記録も出ないからなのです。

「はじめに」に書いた通り、脳からの指令は脊髄を通って各器官に届きます。その脊髄を保護しているのが、背骨です。

身体がゆがめば、神経に対して悪影響を与えるのは、明白です。悪い姿勢は身体を痛める可能性が高く、よい姿勢はベストパフォーマンスを発揮する近道であるとともに健康への大きな一歩なのです。

■40代からの姿勢が、老後の健康を決める!?

東京大学の22世紀医療センターの調査では、**日本人の70歳以上の95%は、変形性の疾患（変形性膝関節症、変形性腰椎関節症、骨粗鬆症のいずれかの所見）を持っている**ことを明らかにしています。また、40歳以上で変形性疾患にかかっている総数は、なんと4700万人にも上るのです（出典：東京大学22世紀医療センター　関節疾患総合研究講座　吉村典子准教授[*5]）。

この数字からわかることは、**日本人は、高齢者になれば、ほぼ全員が変形性の疾患にかかり、その始まりは、40代からが多い**ということです。

これだけ悲観的な数字が並んでしまうと、気持ちが萎えてしまいますが、逆転の発想を持ちましょう！　**40代からの生き方、姿勢が、その後を決める**と言っても過言ではないのです。

以前、とても興味深い記事が日本経済新聞（２００３年）に掲載されました。

横浜市立大学の腰野名誉教授らは、「膝の軟骨の磨耗などにより強い痛みが出る変形性膝関節症の治療効果の手術技法を開発した」とありました。

何が興味深いかと言いますと、腰野教授の言葉にある「擦り減った軟骨は元には戻らないというのが常識だったのが、今回の成果で軟骨にはもともと再生能力があるとわかったこと」なのです。

この手術方法は、金属製の器具を埋め込んで関節を適切な角度に保つのですが、再生不可能と考えられていた軟骨が再生するということが重要で、老人の方でも関節に適切な関節軸を作ることができれば、関節に栄養が行き渡り老化が防げるのです。

正しい関節軸にするには、正しい姿勢が大切になります。それを遅くとも40代から始める必要があるのです（もちろん子供の頃から始めるに越したことはありません）。

◆Column① あなたは正しい「気をつけ」「前にならえ」ができていましたか？

今から40年以上前の私たちの時代もそうでしたが、現在の日本の初等教育でも朝礼などで、「気をつけ」と「前にならえ」を習慣化している学校が多いと思われます。いわゆる「正しい姿勢」の代表としてこの二つを、義務教育のかなり早い段階で教えられるのです。結果、子供たちは、この姿勢が正しい姿勢と勘違いしています。

以前、ある大学生の女性が腰痛を訴え、来院されました。この女性は、小学校時代に「気をつけ」の姿勢を学校の先生に褒められたので、何の疑いもなくその姿勢がいいと思い続けていました。

しかし、その姿勢は無理に腰を反らし、腰椎に負担をかけていました。普段もできるだけよい姿勢でいようと、腰を反らし続けて、その負担が蓄積し、ついに耐えきれ

――間違った「気をつけ」と「前にならえ」――

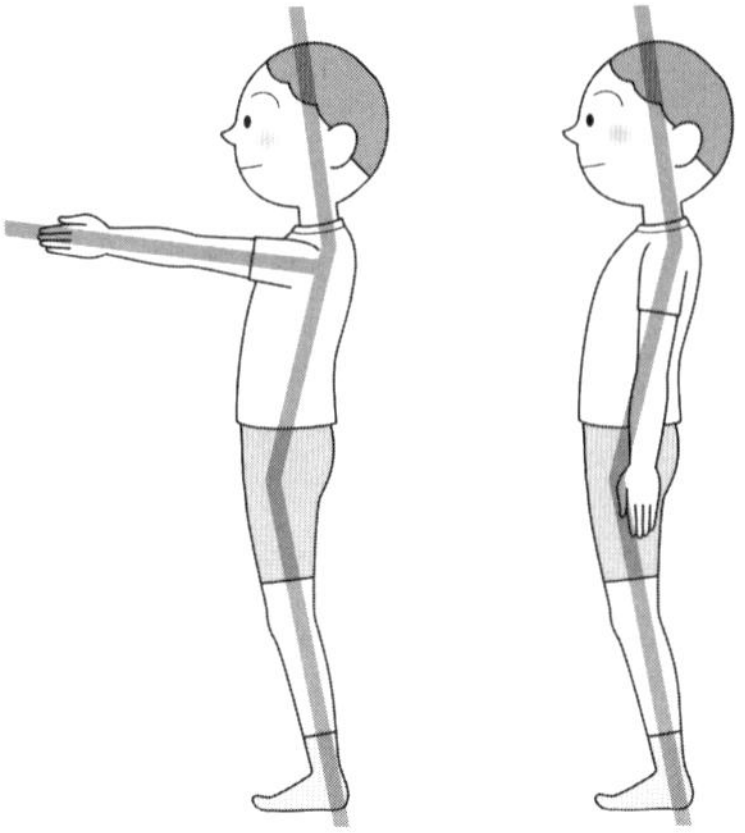

――正しい「気をつけ」と「前にならえ」――

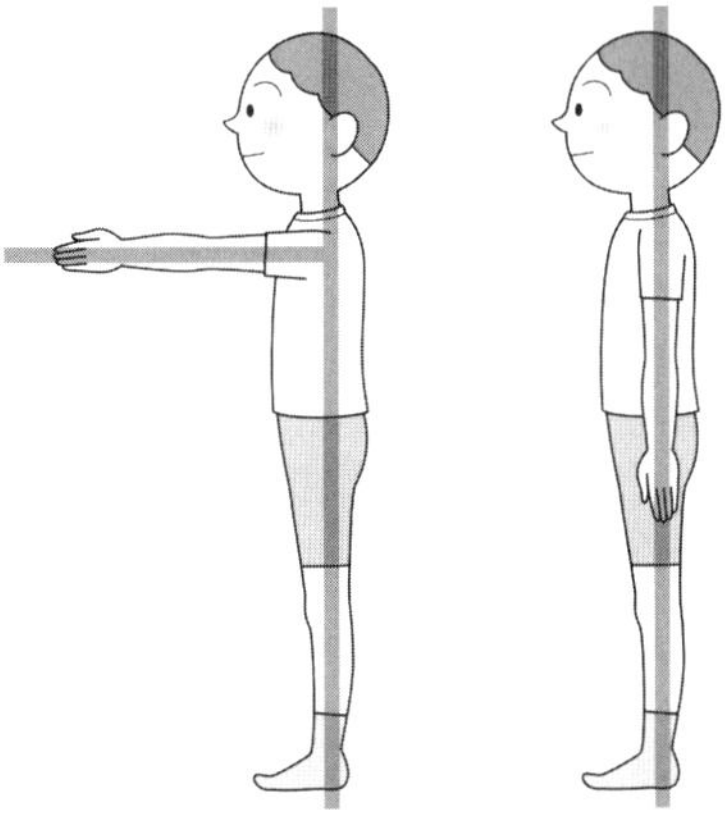

間違った「気をつけ」は、前述の「反り腰」であることが多いです。
腰をはじめとした各関節に負担がかかります。

ない痛みとなって、お母さんと一緒に来院されたのです。

「気をつけ」の姿勢をしてもらうと、その姿勢は、一見背筋が伸びているようですが、ただ腰を反らしているだけだったのです。

ＫＩＺＵカイロには反り腰で来院する子供たちが多くなっています。その背景には、朝礼などでの「気をつけ」と「前にならえ」の影響が少なからずあるでしょう。反り腰を生み出す原因は、学校で正しい姿勢を教えていないこと、そして教えられる人がいないからだと思います。

「背筋を伸ばしなさい！」という忠告だけでは、子供たちはよい姿勢がどのようなものか理解できないのです。早期に正しい姿勢の教育が望まれます！

2章

できる人は…なぜみんな姿勢がいいのか？

この章では、肩こりや腰痛などの具体的な悩み、症状がない方にとっても、普段の姿勢がビジネスはもちろん、心身の健康にとっていかに大事であるか、また密接に関係していて、いかに影響を及ぼすかについて解説していきます。

見た目のよさが信頼につながる

私の好きな作家さんの一人は、『暮しの手帖』前編集長の松浦弥太郎さんです。松浦さんの文章を読むとその思考にはいつも共感する部分が多く、本を読む度に大きな刺激を受けています。その松浦さんが最新（原稿執筆時）の書籍『正直』に、素敵な人たちとの出会いの中で、座り姿勢について、以下のように綴っておられます。

「そう、そう。すてきな大人たちは、どこにいても椅子の座り方がすこぶる美しかった。椅子の座り方ひとつを見ればその人がどんな人なのかすぐにわかる。」

この一節を読んだときに**「さすが、素敵な人は見ているところが違う！」**と感心させられました。

皆さんにイメージしてもらいたいのですが、逆に「悪い姿勢で座っている人」を頭に思い浮かべるとどうでしょう。

その人がどんな生き方をしているか、どんな姿勢で仕事に取り組んでいるのか、そんなことが透けて見えてきそうな気がしてきませんか。**仕草、言葉遣い、そして姿勢。中でも姿勢は、男女の別なくその人の人柄を強烈に表現してしまう**ものではないでしょうか。

普段の「姿勢」は、そのまま生き方の「姿勢」につながる、と言っても過言ではないと私は思います。特にビジネスにおいては、初対面の相手と仕事を進める機会が多くあり、一期一会の関係もあるでしょう。

ビジネススキルはさまざまなものがあり、それぞれに専門書が出ています。しかし、案外、基本的な普段の（身体的な）姿勢について書かれた本はほぼなく、あってもマナーに関する本の中で軽く触れられているくらいです。

姿勢とビジネスの成果は直結すると私は確信しています。みなさんも、ぜひこの本を読んで普段の姿勢の重要性を見直し、正しい姿勢を身につけてください。

姿勢と集中力のいい関係（瞑想は背骨を立てる）

禅に傾倒したというスティーブ・ジョブズの影響もあるのでしょうか、多くのビジネスパーソンが禅に興味を持ち始めています。

さらに仏教に端を発したマインドフルネスにおける瞑想が、グーグルやインテルなどの企業でもストレス対策として社員研修のメニューに取り入れられているということも話題となり、注目を集めて日本でも実践し始めている人もいるようです。

禅などの瞑想においては背骨を立てます。骨盤、あるいは仙骨を立てるようにして座るので非常に安定している状態です。**この状態の何がいいかというと、呼吸がスムーズに行えることです。深い呼吸ができることで酸素を多く摂り込むことができ、集中力も増すのです。**反対に、悪い姿勢、例えば猫背の状態では胸郭が狭くなり、肺が広がりにくくなるので呼吸が浅くなるのです。

呼吸は唯一、フィジカルからメンタルをコントロールする手段であると私は思います。呼吸が深くなることで副交感神経が優位に働き、リラックスし、深い集中状態（スポーツでいうゾーン状態）に入りやすくなります。つまり「脳が集中しやすい状態」になるのです。

つまり、**姿勢のよさは呼吸を深くし、結果、集中力を高める**のです。

「フォーカルポイント」という言葉をご存知でしょうか。直訳すれば〝焦点〟ですが、集中力を高めるための心理的なテクニックの一つです。

例として、サッカー日本代表選手が試合前に胸に手を当てて、国旗を見上げる姿などもそうであると考えられます。

選手は、胸を張り、姿勢を正し、少し目線を上げる。同時に呼吸を安定させているのです。その状態は緊張を解くと言われています。このときに、背中が丸まった選手を見たことはないと思います。仮に丸まっていたら深い呼吸はできません。深い呼吸をすることにより自律神経を調整しているのです。

この方法は、オリンピック・スキージャンプ日本代表のメンタルトレーナーさんから実際にお聞きした話ですが、ジャンプなど極限の緊張状態のときにメンタルを整える方法として、この〝フォーカルポント〟は実際に競技前に取り入れられているのです。

郵便はがき

料金受取人払

神田局承認

1831

差出有効期限
平成29年1月
15日まで

101−8791

509

東京都千代田区神田神保町 3-7-1
ニュー九段ビル

清流出版株式会社 行

フリガナ		性別		年齢
お名前		1. 男	2. 女	歳
ご住所	〒 TEL			
Eメールアドレス				

お務め先または学校名	
職種または専門分野	
購読されている新聞・雑誌	

※データは、小社用以外の目的に使用することはありません。

なぜ、できる人は姿勢がいいのか？

ご記入・ご送付頂ければ幸いに存じます。　初版2015・9　**愛読者カード**

❶本書の発売を次の何でお知りになりましたか。

1 新聞広告（紙名　　　　　　　　　　）2 雑誌広告（誌名　　　　　　　　　　）

3 書評、新刊紹介（掲載紙誌名　　　　　　　　　　）

4 書店の店頭で　　5 先生や知人のすすめ　　6 図書館

7 その他（　　　　　　　　　　）

❷お買上げ日・書店名

年　　月　　日　　市区町村　　書店

❸本書に対するご意見・ご感想をお聞かせください。

❹「こんな本がほしい」「こんな本なら絶対買う」というものがあれば

❺いただいた ご意見・ご感想を新聞・雑誌広告や小社ホームページ上で

(1) 掲載してもよい　　(2) 掲載は困る　　(3) 匿名ならよい

ご愛読・ご記入ありがとうございます。

正しい姿勢は、能力・パフォーマンスを最大化させる

よい（正しい）姿勢と悪い姿勢を比較すると、呼吸の浅い深い以外にも、視野の広さがまったく違うことがわかります。猫背などの悪い姿勢の場合、うつむきがちになるので、視線はどうしても下にいってしまいますし、左右に向ける角度も減少します。ところが、よい姿勢でいると、立ったり、座ったり、歩いたり、どんな行動をとっても視野は広く保たれたままです。

視野が狭いと一つのことにこだわり過ぎたり、怒りやすくなったり、落ち込みやすくなったり、メンタルにも悪影響を及ぼしがちですが、**視野が広がれば常に冷静でいられてアイデアも湧きやすい**でしょうし、意外なヒントを見つけることもできるものです。そうです、精神的にも余裕を持てるようになるのです。

よい姿勢は、身体的に合理的であることはもちろん、ある意味でその人の肉体的・精神的な能力を、最大限に引き出すのです。

話は変わりますが、私が現在取り組んでいるプロジェクトでは、座り姿勢や立ち姿勢のほかに、歩き姿勢や走り姿勢にも注力しています。

テーマは「抗重力ランニング」です。これは、選手たちの「走り方コンサルティング」として座学と実践を行いフォーム分析してパフォーマンスの向上を図り、さらにケガを防止させるものです。

イメージとしては、足にかかる重力を逆に利用して、その反発力を分散させずにほぼ全部を推進力に変えます。接地面と足が常に逆のベクトルで力を均衡させている状態が理想です。

実際に私立城西高校陸上部（長距離）の選手たちに指導を行っていますが、徐々にではあるものの、結果が出てきています。

指導を始めてから半年以上が経過しましたが、嬉しいことに70ページのグラフにあるようにタイムが伸びてきている選手が多数出てきています。

5000メートル走では1分近くタイムを縮めている選手もいるのです。痛みがない人は、全員タイムが伸びていることがわかります。

ただし反面、ケガをして思うような走りができない生徒もいます。この、パフォーマンスの低下をさせるケガについては、筋肉の癒着が原因のことが多く、正しい走りを妨げるのです。

1500 ～ 5000 メートル選手　タイム改善結果表
（2014 年～ 2015 年）

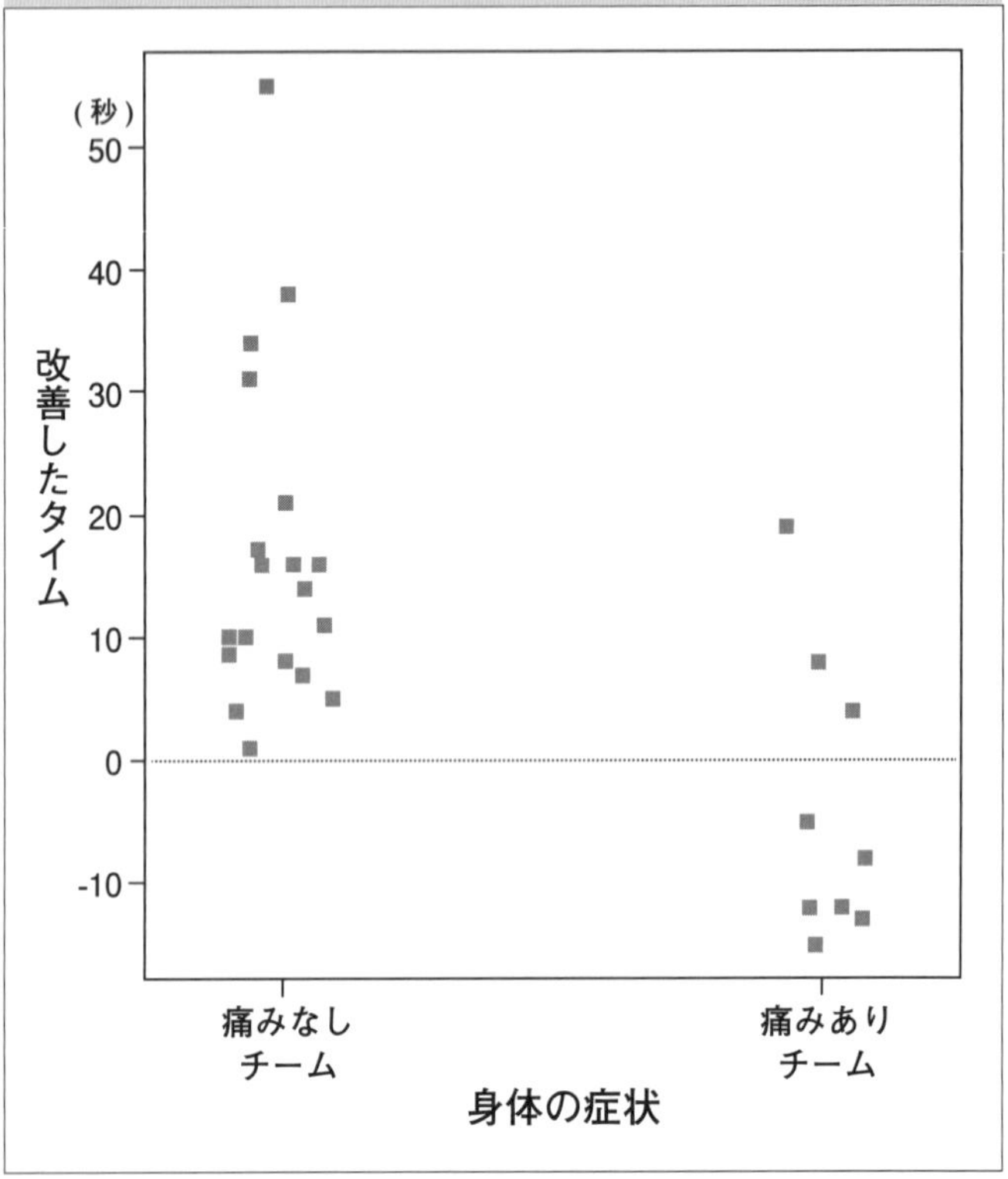

■姿勢がいいから、体調がいい

姿勢がよく、背骨が健康な状態であれば、内臓の調子がいいものです。内臓と姿勢が関係するの？　と思う方が多いかもしれません。実は深い関係があるのです。

例えば、胸の辺りがムカムカする症状に逆流性食道炎があります。食道と胃の境目には、胃の内容物が食道に戻らないよう堰き止めるダムのような機能を担っている下部食道括約筋《かぶしょくどうかつやくきん》があります。この筋は自律神経系の支配を受け、通常は収縮し、閉じている状態ですが、嚥下《えんげ》のときには、副交感神経によって弛緩します。この機能が乱れると、食べたものが逆流して症状が出現するのです。

姿勢の崩れは、横隔膜《おうかくまく》の機能を低下させます。横隔膜は呼吸には欠かせない筋肉です。この筋肉が収縮することで胸腔を広げ、肺が膨らむことで空気を吸い込むことができるのです。**姿勢が悪いと横隔膜の動きを制限してしまうので深い呼吸ができず、浅い呼吸になってしまいます。その結果、自律神経のバランスを崩すことにつながります。**

自律神経の調節が上手くいかないと、逆流性食道炎になりやすく、それ以外にも胃下垂や便秘などの原因になる可能性があるのです。

また、最近女性に多いのですが、ポッコリお腹といって、外見は下腹が出てしまう状態があります。胃下垂などの内臓下垂によって横隔膜が引っ張られることにより横隔膜自体の機能低下が起こり、下部食道括約筋の活動に影響を与えて、機能性胃腸症や逆流性食道炎の原因になっている可能性も否定できません。

それだけではありません。前述したように、背骨の中には脳から出ている太い神経の束である脊髄が通っています。脊髄は体の各部分に枝分かれして内臓などに神経として届いています。悪い姿勢などによる背骨の変形などによって脊髄から枝分かれしている神経が圧迫され、連絡が悪くなることで手足のしびれや痛み、さらに内臓の不調につながることがあります。

つまり普段のいい姿勢が、さまざまな不調の原因を遠ざける要素になるわけです。

できるリーダーは病欠がなくいつも上機嫌

たまに患者さんに、「先生をはじめスタッフの方々は、忙しいのにいつも元気で病気でお休みしませんね！」と褒めていただくことがあります。ハードワーカーの施術者がいつも元気な理由、それは至ってシンプルです。

カイロプラクティックの施術においては、心技体をフルに使わなければ質の高い治療はできません。基本的に立ち仕事で、中でも腰に負担をかける中腰の姿勢が大半を占めます。その状態で1日に何人もの患者さんを施術します。確かに毎日がハードワークです。

私は、来年（2016年）で**臨床30年を迎えますが、その長きにわたる期間中、研修などで休んだ以外は、無遅刻・無欠勤の皆勤賞です。**これは、私の誇りでもあります。もっとも、姿勢の重要性を訴える施術者が病気がちで休んでいては説得力がなく話になりません。まさしく有言実行です。

とは言え、人間誰しも風邪をひきますし、熱も出します。私も30年間のうち2回ほど高熱を出しましたが、なぜか正月休みに風邪をひいて熱を出すのです……。これは責任感からなのか、偶然なのか、よくわかりませんが（笑）。

「無事これ名馬」という格言がありますが、自分自身の体験からも、いかに健康が重要であるかがわかります。**ビジネスにおいても、どれだけ仕事ができ、信頼に値する人間であっても、健康を害してしまってはどうしようもありません。**特に中間管理職以上の責任の重い立場にいる人ほど、毎日を健康に過ごすことの価値をよくおわかりのことと思います。

責任が重くなればなるほど、自分の代わりを務められる人物は少なくなってくるものです。組織で重要なポストに就く人間ほど、どうしても休めない日が増えるはずです。それだけ精神的にも過酷であり、ストレスがかかりやすくなるわけです。

普段の体調管理は、食事、運動、規則正しい生活などのいわゆる生活習慣が大切なことは言うまでもありません。それに加えて、実は普段の姿勢が大きくその健康を左右することを、もっと多くの方に気づいていただきたいと願っています。

カイロプラクティックの健康三大要素

姿勢がいいと風邪をひきにくく、体調を崩しにくい。自らの身体でそれを証明しているわけですが、もともとカイロプラクティックには健康の三大要素と言うべきものがあります。

栄養はバランスのよい食生活そのものであり、精神はストレスが少なく、気持ちの浮き沈みがあまりない穏やかな状態です。そして、姿勢は繰り返し述べてきたように、身体にあまり負担をかけない正しい姿勢です。

ちなみに健康と不健康の定義は、以下のようなものです。

・健康とは、前向きに考えることができ、背筋が伸びて、食欲旺盛な状態。

・不健康とは、気持ちが沈み、背中は丸まって、食欲がない状態。

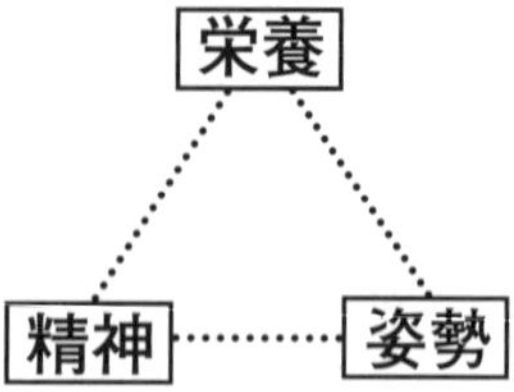

これら三つのバランスが整っていれば、健康かつ、自然治癒力が高い状態であると考えられます。逆にこの三つのどれか一つでも崩れると、身体の状態は大きくバランスを崩して低下していくのです。

正しい姿勢はダイエット効果もあって太りにくい

正しい姿勢の価値は、体調を万全に保つということだけではありません。筋肉、特にコアマッスルを適切に使っているので代謝もよく、普段、姿勢の悪い人が正しい姿勢にするとダイエット効果が期待でき、太りにくい身体になると言えます。

一方、姿勢が悪いと肥満しやすくなります。少し思い起こしていただきたいのですが、肥満の人で姿勢のいい人は比較的少ないのではないでしょうか。逆に言えば、姿勢のいい人で肥満の人はあまり見かけることはないと思います。

姿勢が悪いとなぜ肥満しやすくなるのでしょう。**猫背などの悪い姿勢では筋肉が正しく使われていません。すると、筋肉の代謝が落ちます。**さらに、悪い姿勢によって背骨がゆがみ、その背骨を支えるために周囲の筋肉が拘縮（収縮して固まった状態）した場合にも血流量が落ちて代謝は悪くなります。結果として脂肪がつきやすく、溜まりやすくなるのです。

また、姿勢だけではなく歩き方でも脂肪のつき方は変わってきます。

私は「**パワーハウスウォーク**」という正しい歩き方を提唱しています（89ページから詳しく説明します）。この歩き方を伝えるセミナーを定期的に行っています。

２０１４年7月に東京大学医学部付属病院で開催したのが最初のセミナーで、主に座学でしたが、同年11月に行った2回目のセミナーでは実践形式で参加者の方々にお伝えいたしました。

参加した30代の男性が、その後嬉しい報告をしてくれました。**彼は、通勤で秋葉原から大手町の間（往復4キロ）を、毎日欠かさずパワーハウスウォークをして、なんと8キロも減量した**というのです。外見も、精悍な顔つき、身体つきに変わっていました。それが2回目のセミナーから5か月経過した２０１５年4月の話です。

正しい姿勢で速く歩くとダイエット効果があり、外見も引き締まるのです。そう、**正しい姿勢でパワーハウス筋を使って速く歩くだけです**。その証拠に、彼は厳しい食事制限をせず、普段も週に何度か友人知人と飲みに行ったりしているそうです。

無理な食事制限や、過度な筋トレなどによるダイエットはかえって健康を崩す元ですし、リバウンドもしやすいでしょう。

ちなみに彼は、その後もパワーハウスウォークを継続させて、さらに数キロ体重が減少しよりスリムに引き締まった身体になっています。余談ですが、彼は元々、七か国語を操るエリートで、現在はさらにもう一言語を習得し、今では八か国語（！）を操ることができるということです。さらに後日談ですが、つい最近、彼は憧れの女性に告白して見事恋を実らせ、モテ男にも変貌を遂げました！

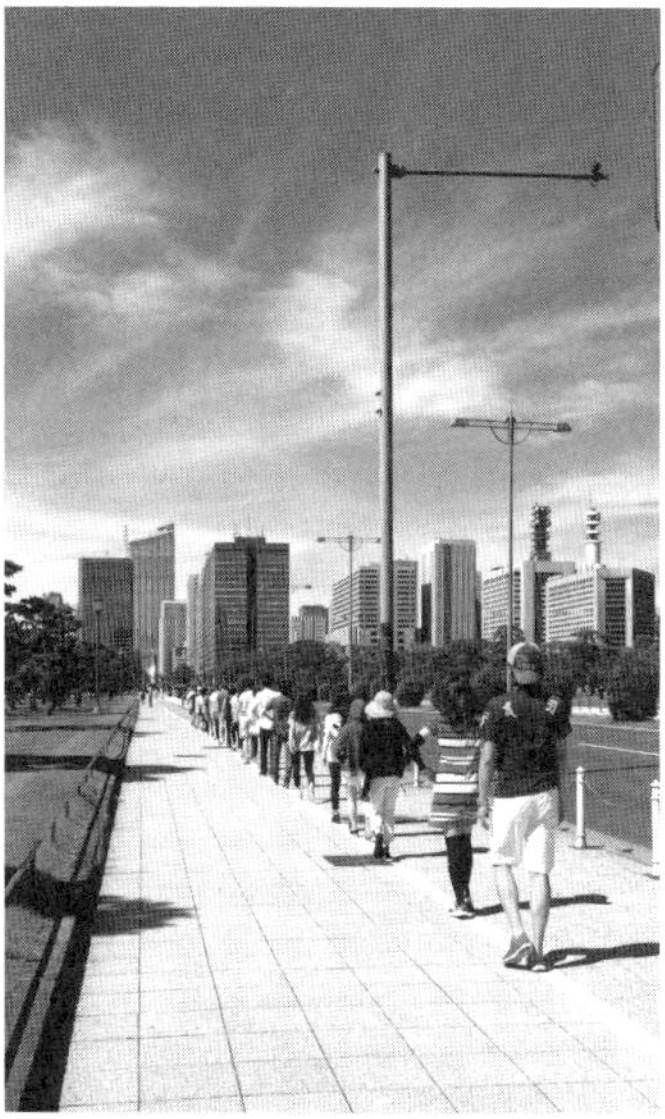

第３回パワーハウスウォーク実践会
（皇居周辺）2015年６月開催

よい立ち姿勢・悪い立ち姿勢

よい立ち姿勢というときに間違っていただきたくないのは、**見た目だけに注視しないということです。見た目はもちろん、機能的に優れた姿勢こそ**、よい立ち姿勢なのです。

よくモデルさんたちのテレビでの話や巷のウォーキング教室で、「上から吊られているイメージで立つ」などと聞くことがあると思います。皆さんも「頭のてっぺんが天井から吊られるように」などと1度は教わったことがあるかもしれません。この教え方は、一見、見た目はいいかもしれませんが、機能的には間違っていると私は思います。

なぜなら、人間は重力のある地球上で暮らしているからです。**重力がある以上、ニュートンの第三法則*が働きます。つまり50キロの体重の人間が立てば、床に対して50キロの重力がかかり、その力と同じ床からの反発力が働くのです。**ただし、それには作用線が重要になります。この床からの力のベクトルを正しく頭まで伝えるのが、容姿的にも機能的にもよい立ち姿勢なのです。

天井から吊られるようにすると地面からの力は感じられず、腰が反ってしまう可能性が高いのです。

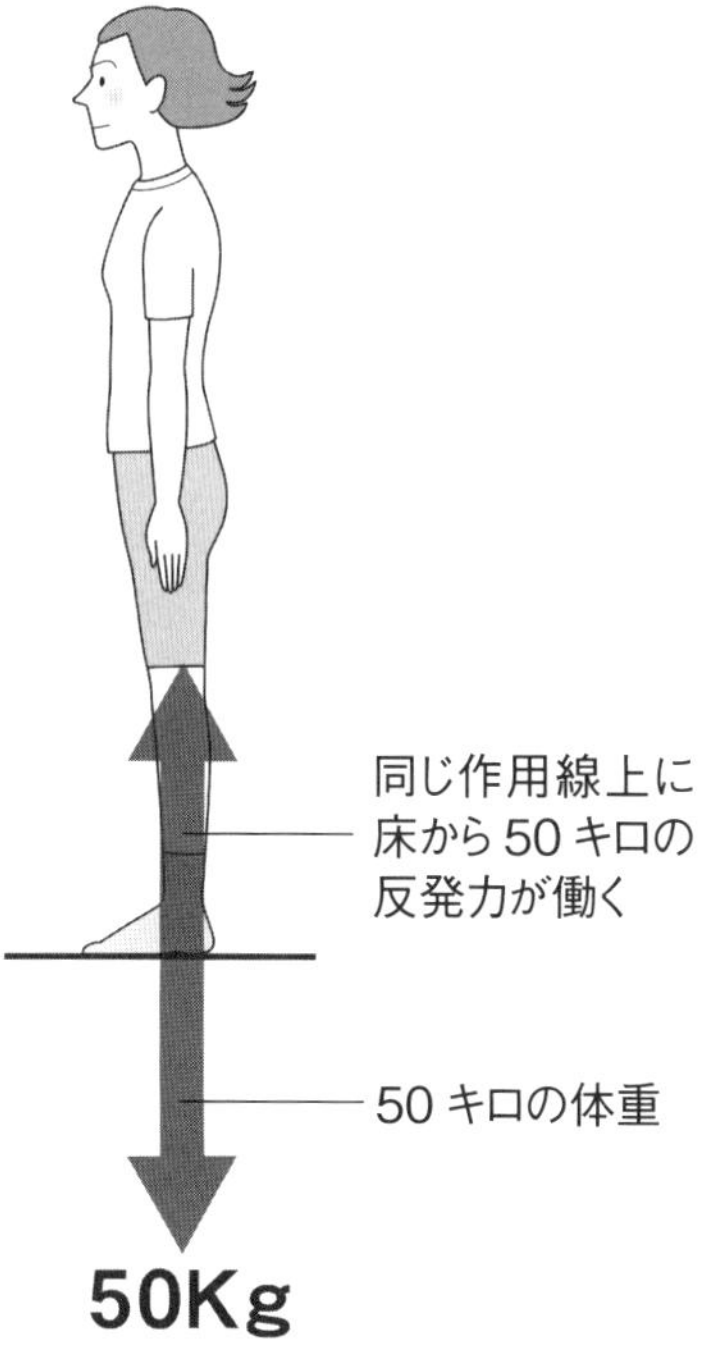

正しい立ち姿勢での作用線
★足関節の1.5～5センチ前方
★膝関節の前
★股関節のわずかに後方
★第4腰椎の1センチ前方
★頭部の中心（耳垂）

＊ニュートンの第三法則とは作用・反作用の法則のこと。
物体Aから物体Bに力を加えると、物体Bから物体Aに、同じ作用線上で、大きさが等しく、向きが反対の力がはたらく。

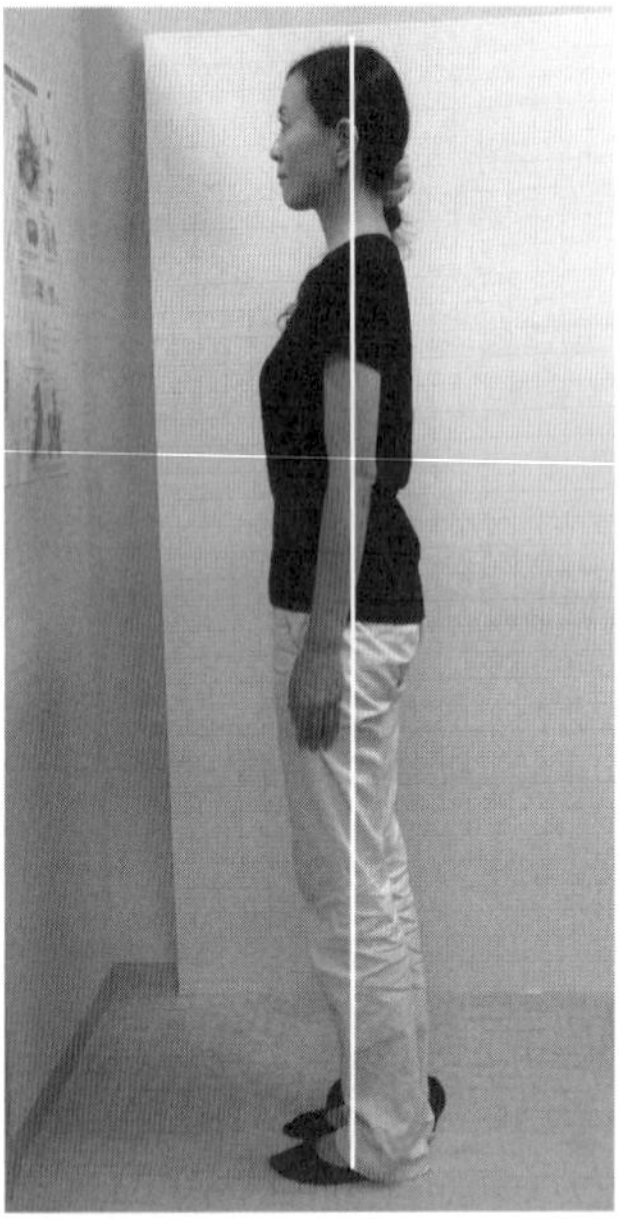

床からのベクトルが整った
よい姿勢

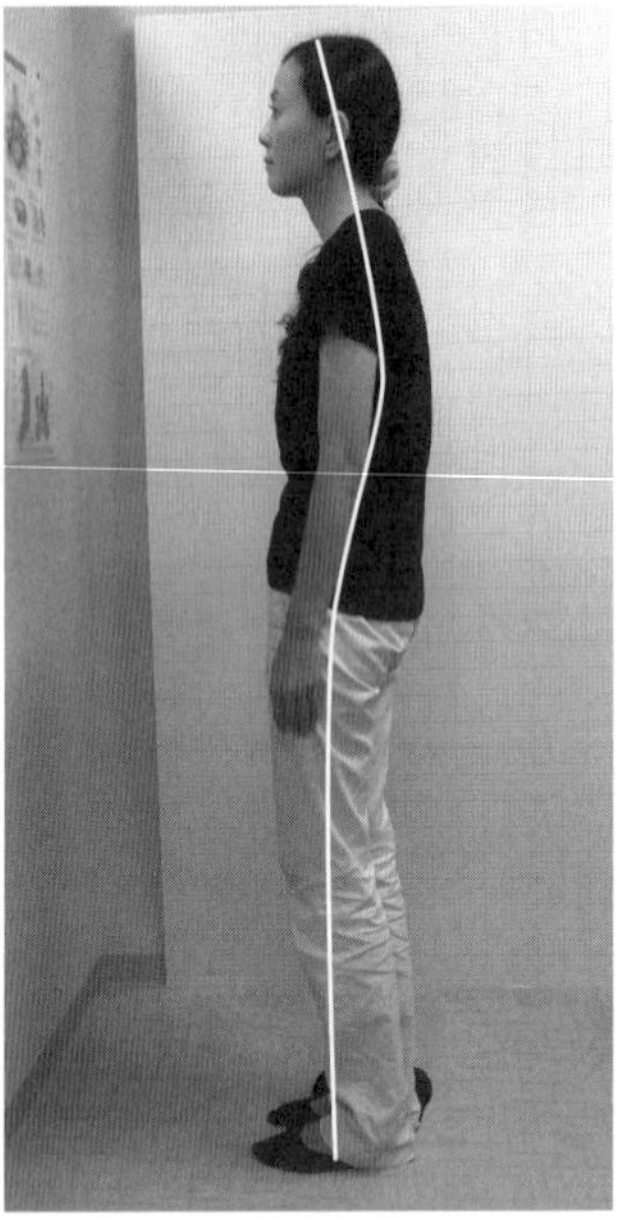

床からのベクトルが崩れた
悪い姿勢

◎ポイント…吊られるのではなく、床から引き上げられるイメージ。

よい座り姿勢・悪い座り姿勢

よい座り姿勢とは、**立ち姿勢と同じように重力を味方につける**必要があります。立ち姿勢と違うのは、起点が床ではなく、座面からということです。そして、座り姿勢は長時間に及びますので、できるだけ身体の負担を軽減したものが理想です。**椅子の座面に対して座骨を起点に引き上げられた姿勢がよい座り姿勢と言えます。**逆に重力に負けて、身体のどこかに体重を乗せてしまった状態が悪い座り姿勢と言えます。

正しい座り姿勢は耳と肩、そして座骨の位置が一直線で結ばれます。猫背などの悪い姿勢では顔が前方に行くため、耳とのラインは合致しないのです。

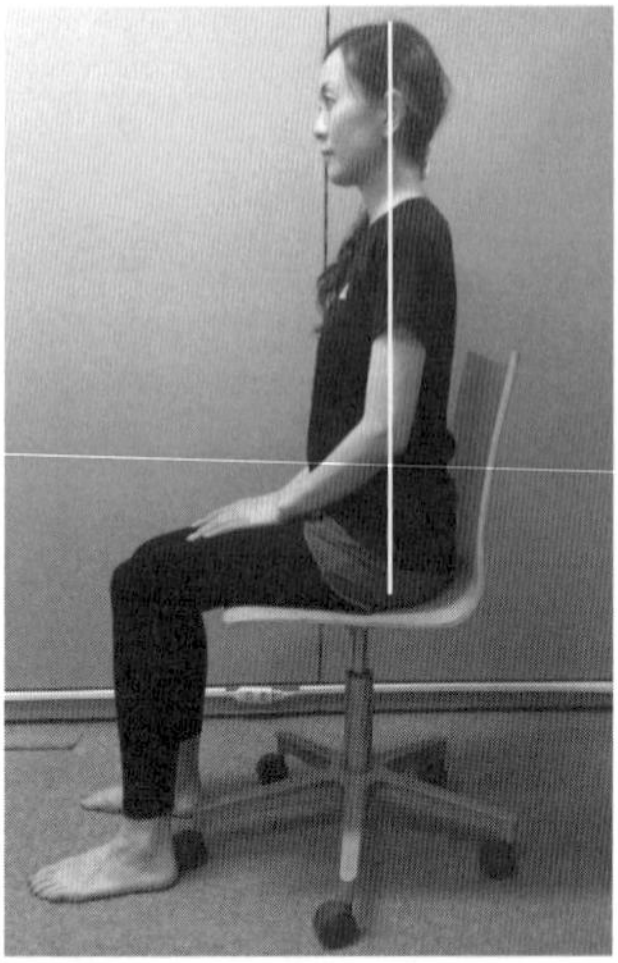

座面からのベクトルが整った
よい姿勢

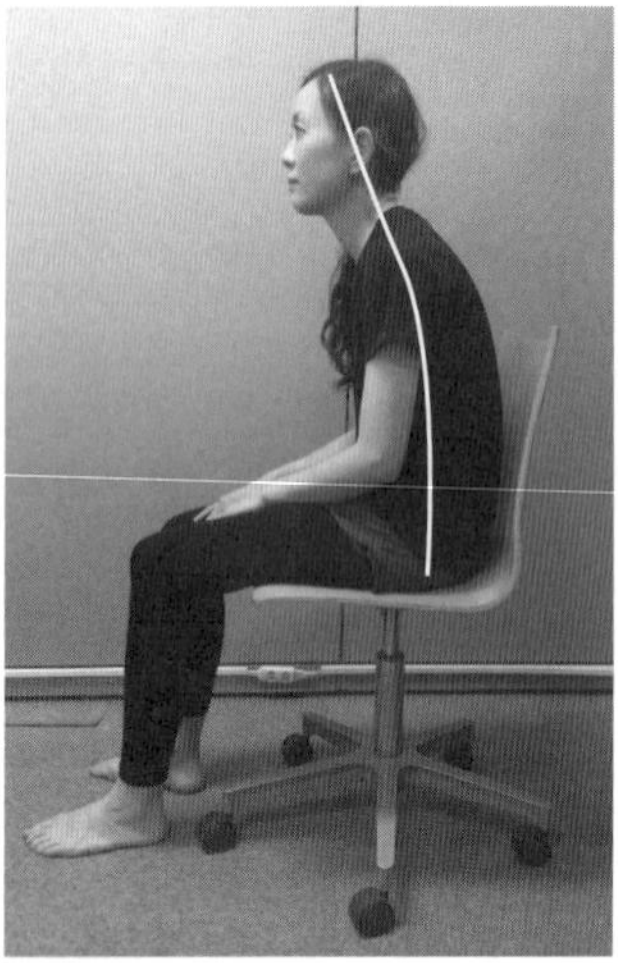

座面からのベクトルが崩れた
悪い姿勢

ポイントは耳の位置が前に行きすぎていないこと。

ただし、現在のオフィス環境では、「座り姿勢＝パソコン姿勢」と言っても過言ではありません。**「パソコン姿勢＝前傾姿勢」になりがちですので、その場合には、座面からのベクトルが真上に向かえないので、一工夫する必要があります。**

この場合には、次ページ右上の写真のように座骨部分にタオルなどを入れて座面からの作用線を整えなければ、身体に負担がかかってしまいます（特に小柄な女性は必須です）。

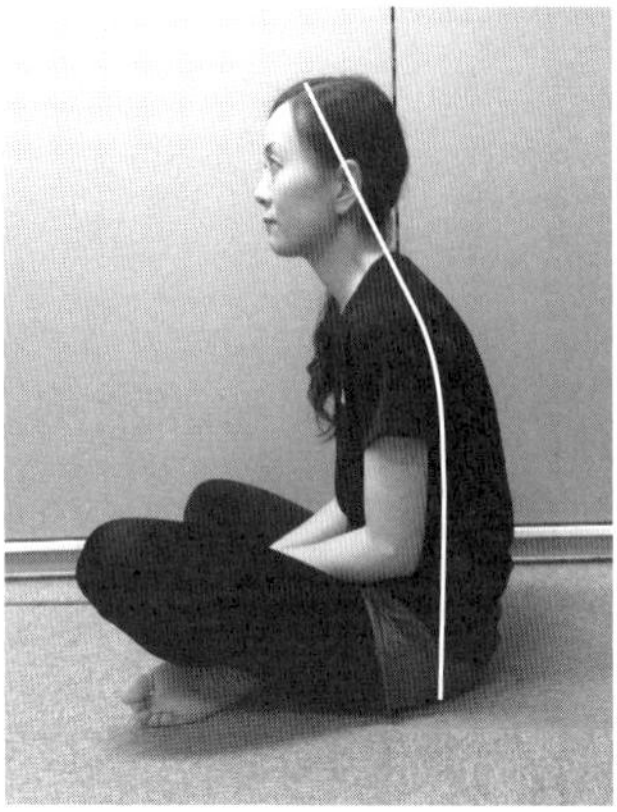

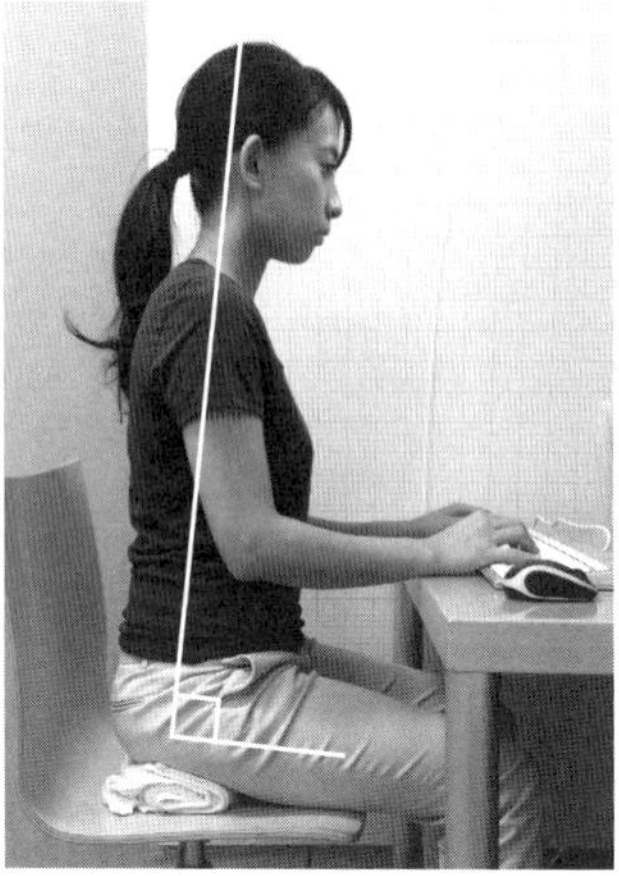

重要なのは、座面からのベクトル。椅子によっては座骨部分にタオルなどを入れて調整するとよいでしょう。

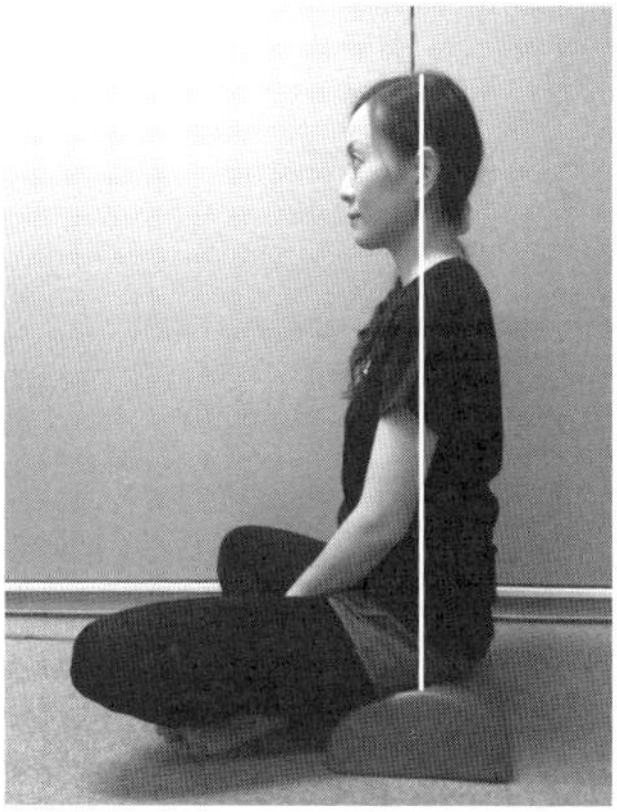

基本的には椅子に座るときと同じです。正しい座り方のほうでは、骨盤を立てるために座り枕に座っています。

床に座る場合も座面からのベクトルが真上に向かうようにします。

左写真下は、耳→お腹→足の付け根を通っています。よい姿勢の場合は、椅子と同様に耳→肩→座骨が一直線です。

よい歩き姿勢・悪い歩き姿勢

歩行を考える上で重要なのは、歩行周期です。

歩行周期とは誰でも歩いていれば起こる現象で、赤ちゃんのよちよち歩きでも、速歩きをしても、高齢者の歩きでもすべてにある周期のこと。ただし、周期は人によって異なる場合が多く、それがさまざまな障害の原因にもなりうるのです。

この歩行周期を正しく自然に行っていることが、歩行の原理原則です。

ただし、立位の姿勢が正しくないと歩行周期を使った正しい歩行ができないと言っても過言ではありません。

結局のところ、**よい歩き姿勢を手に入れるには、前述したよい立ち姿勢が基本になります。**よい立ち姿勢を維持しながら歩くイメージです。

身体にやさしい「よい歩き姿勢」

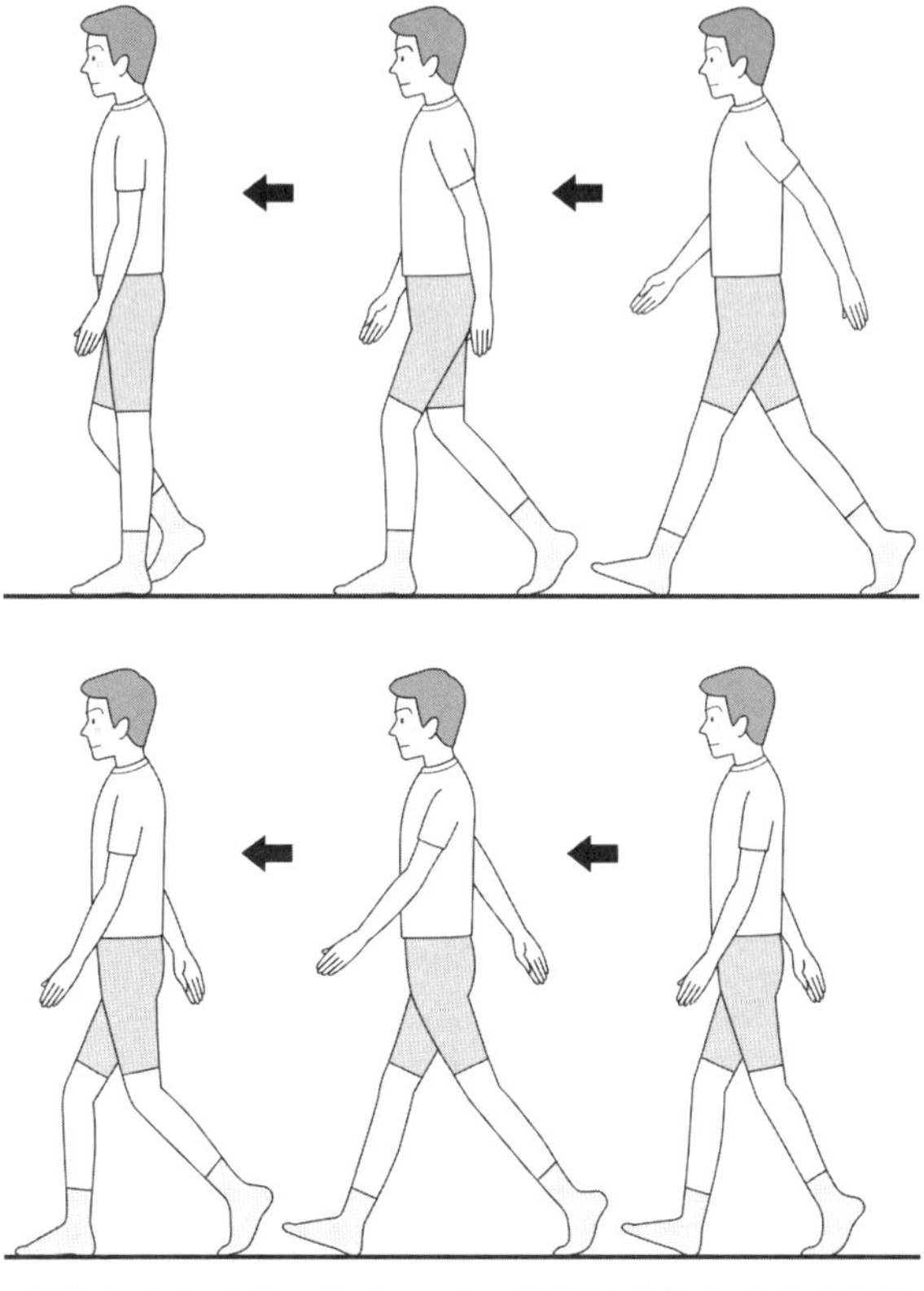

足のつま先を進行方向に真っ直ぐ出すことを意識して歩くと、正しい姿勢のまま歩くことができます。よい歩き姿勢ができていれば、周辺の筋肉が鍛えられて歩く速度も自然と上がります。

身体に負担がかかる「悪い歩き姿勢」

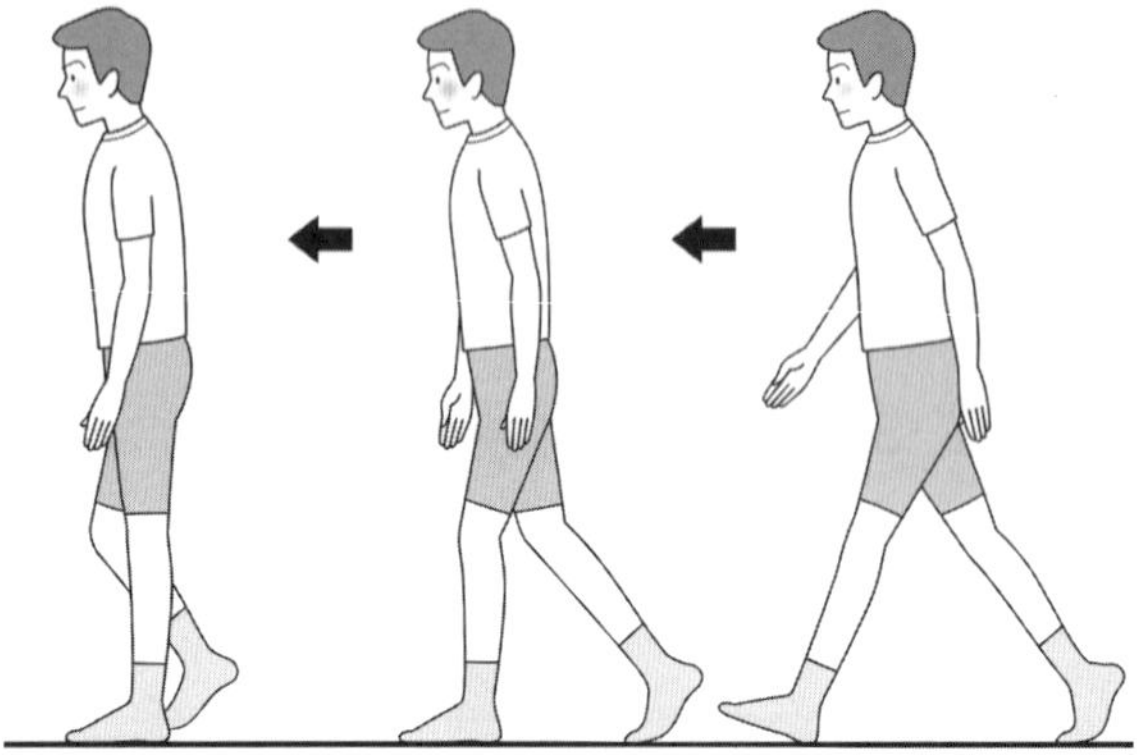

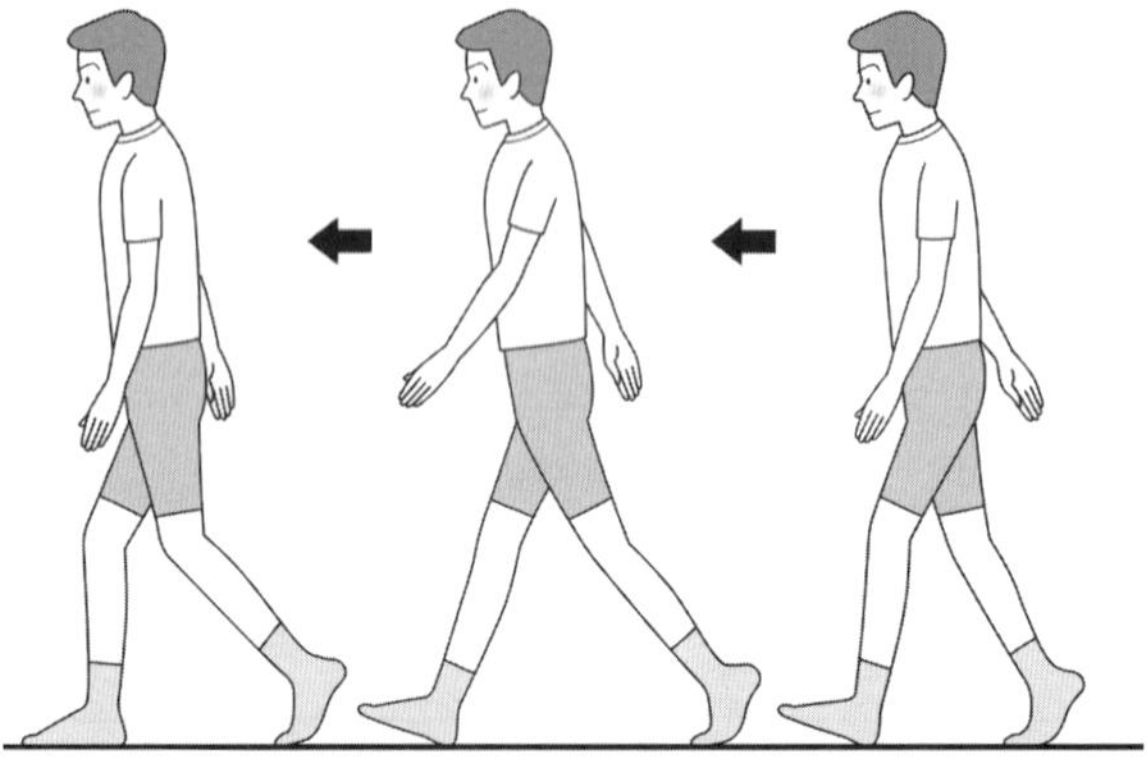

つま先を開いて前傾した姿勢で歩くと、身体に負担がかかりやすくなります。間違った歩き方では、ひざや股関節に負担がかかるため、速く歩くことができません。

■パワーハウスウォーク…死神に追いつかれない歩き方

パワーハウスとは、身体のお腹周りにある筋群の総称です。**私が推奨するのは、このコアマッスルである筋群を十分に意識し、使った歩き方です。この歩き方を、パワーハウスウォークと呼んでいます。**

《パワーハウス筋群とは》
腹横筋《ふくおうきん》
多列筋《たれつきん》
骨盤底筋群《こつばんていきんぐん》
横隔膜《おうかくまく》

これらの主に四つの筋群により、骨盤を立てた状態に安定させることができます。
つまりその上に真っ直ぐに背骨が乗った状態です。

―正しい姿勢を作る、パワーハウス筋―

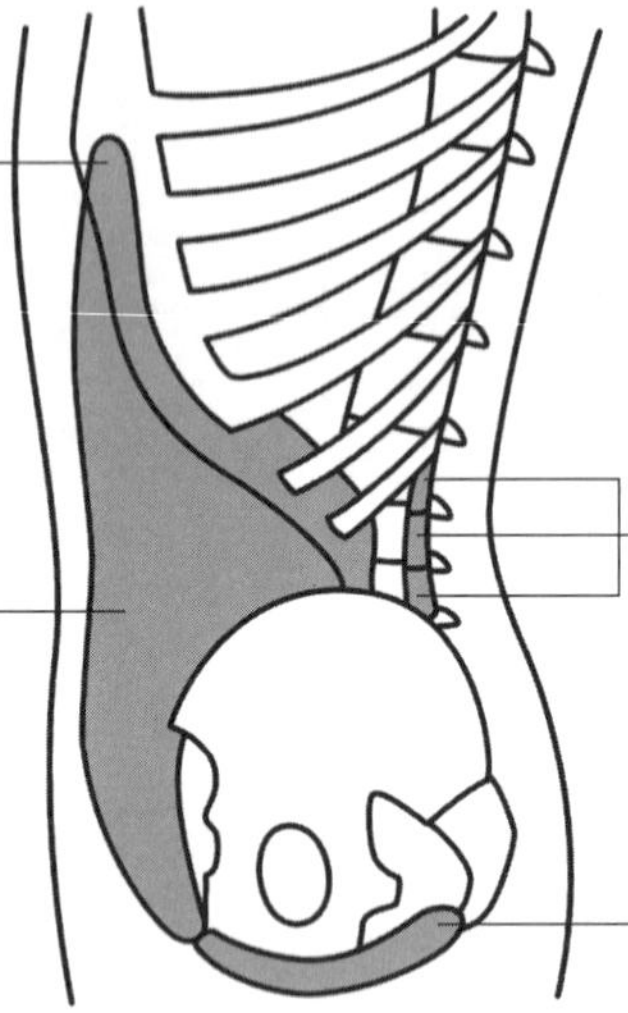

パワーハウス筋群の力が集中する部分が、東洋医学で言うところの丹田《たんでん》（臍下《せいか》丹田）と言われる部分に当たります。

各種プロスポーツ・伝統芸能などの世界では、この丹田の重要性はよく認識されており、しばしば語られています。

丹田を少し意識しながら、これらの筋群を使うことにより、正しい歩行周期で歩くことができるのです。

パワーハウスウォークの仕方

①進行方向へ向かい、自分のへそから仮想の一直線をイメージします。
②その一直線の上をへそがぶれないように歩きます。
③骨盤や体幹も左右前後にぶれないように歩きます。

その結果、**身体が左右にぶれなくなるので足に乗せる時間が減り、自然に早歩きになります。**腕は自然に振れてくるので、無理して動かそうとしないようにしてください。

*注意
モデル歩きのように左右の足を綱渡りの一直線の上に乗せて歩くのではなく、へそがぶれないように歩くイメージです。また、よくモデルさんたちは天井に吊られるよ

うに歩くと言いますが、これも吊られるのではなく、床から引き上げられるイメージなので、無理に天井から糸で吊られるイメージで歩かないように注意しましょう。

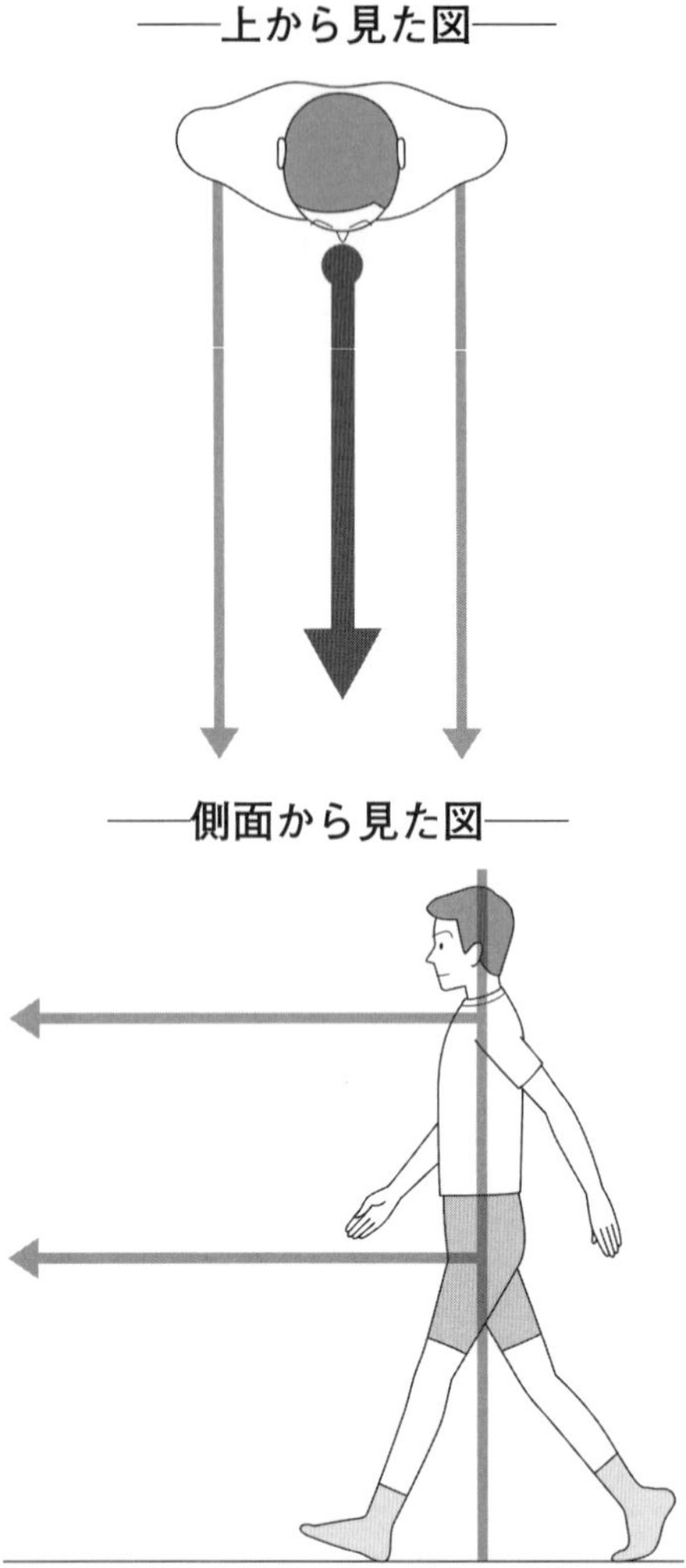

２０１４年、東京大学医学部付属病院の循環器内科の稲島司医師との共著で『血管を強くする歩き方』（東洋経済新報社）を上梓させていただきました。この書籍で、このパワーハウスウォークを詳しく取り上げています。

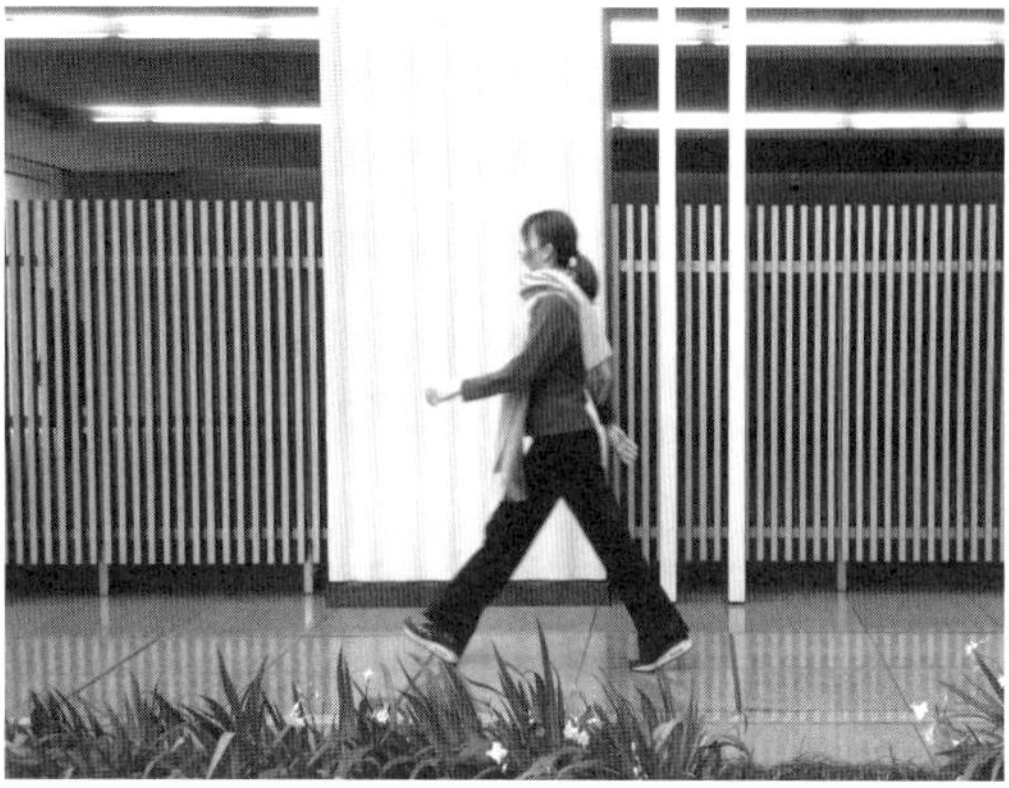

パワーハウスウォークで颯爽と歩く女性

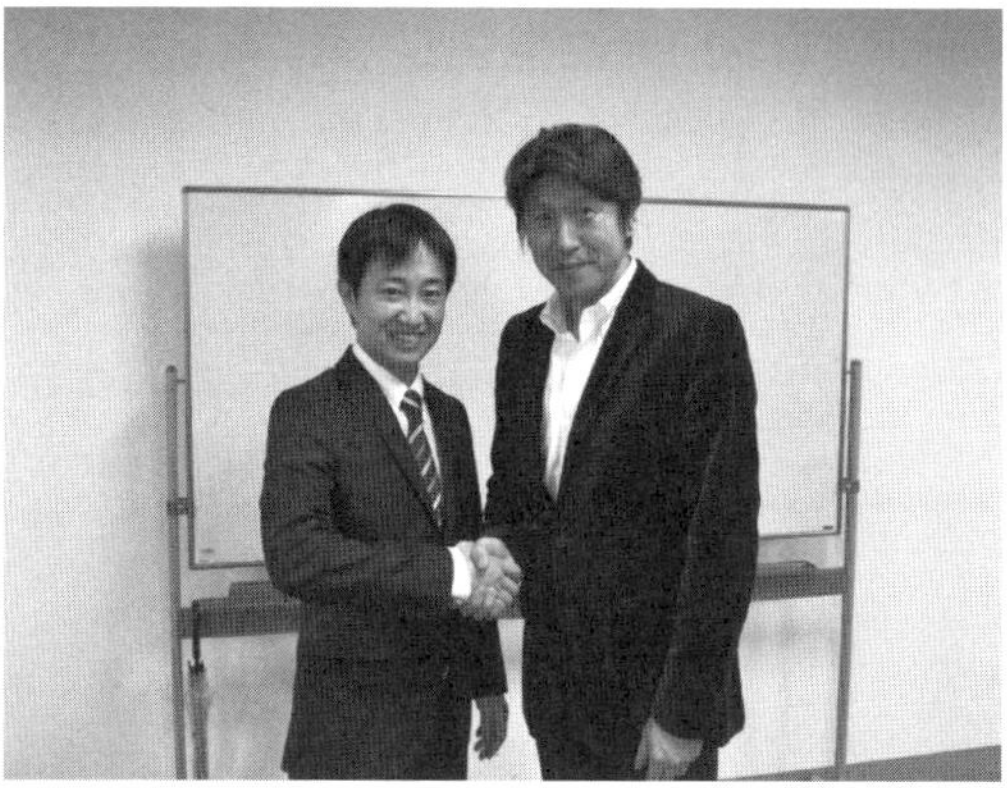

稲島司医師と著者

また、歩行速度についてのエビデンスも掲載しています。

国際的に権威のある医学雑誌の一つでイギリス医師会が発行するＢＭＪ＝British Medical Journal（ブリティッシュ・メディカル・ジャーナル　２０１１年12月発行）によると、オーストラリアのシドニーの研究チームが70歳以上の男性１７０５人を対象に、５年間にわたって歩行速度と死亡率の関係を調査しました。[*6]

・秒速０.８２ｍを境界にして、速く歩くグループと、遅く歩くグループに分類すると、速く歩くグループの死亡率は１.２３倍も低かった。
・秒速１.３６ｍ以上の速度で歩く人に死亡者は１人もいなかった。

つまり、**死神の歩行速度は秒速１.３６㎞以下で、「日頃から秒速１.３６ｍ以上の歩行速度を心がけていれば、死神に追いつかれることはない」**と、この研究は結論づけています。

秒速１.３６ｍ以上とは、分速８１.６ｍ（時速４.９ｍ）に相当します。これは、

1㎞を12.2分で歩く速度です。

極論になりますが、**速く歩くと長生きができます。逆に言えば、ゆっくり歩くと早死にするのです。**これは稲島医師もこの書籍の中で述べていますが、心臓血管疾患にとって、とても重要なことなのです。また、歩くにはひざや股関節などの筋骨格系が大切です。速く歩くには正しい歩き方が重要になるからです。

本来、歩くのは健康に非常によいことです。ですが、まれに「歩く→ひざや股関節痛む→歩けなくなる→筋骨格系の衰え→心臓血管系の障害のリスク→ロコモティブシンドローム」とつながっていく方もいらっしゃいます。

みなさんはぜひ、このパワーハウスウォークを身につけてください。私は、スーツ姿のビジネスパーソンがオフィス街を颯爽とパワーハウスウォークで歩く人が増えれば、街はさらに活気にあふれ、日本が元気になるのではないかと想像します（ちなみに私は1㎞を8分で歩くパワーハウスウォークを日頃行っています。お陰さまで高校時代と同じウェイトを保っております）。

◆Column ② 駅の階段で気づくこと

出勤や帰宅時など、多くの人であふれる駅。階段を上っているとき、前を行く人の足に何気なく目が行くと、極端な内股だったり、がに股だったりします。見ていて、足が引っかかって転んでしまうのでは、と心配になるほどの人もいます。

職業柄、こういう方こそ、早めにカイロプラクティックを受け、足のゆがみを治してほしいと思ってしまいます。放っておけば、骨盤や背骨に悪い影響を与えるのはほぼ間違いありません。もちろん、逆に背骨や骨盤のゆがみが足のゆがみを引き起こしている可能性もあります。

みなさんも、今度、駅の階段などで前の人の足に注目してみてください。これほど、足にゆがみのある人が多いのかと気づくことでしょう。特に女性の内股が多く、普段の歩行でも身体に余計な負担をかけているのは明白です（靴のかかと部分の変形や着地時の靴のゆれに注目するとわかりやすいかもしれません）。

外見の美しさのためにも、そして健康のためにも、日本人がもっとよい姿勢になることを切に願うばかりです。

3章

〝究極の〟ゆがみリセット法&筋トレ…背骨ニュートラル法

■背骨ニュートラル法（理論編）

立ち姿勢、座り姿勢、歩き姿勢、これらすべての**ゆがみをリセットする上で共通するキーワードは「ニュートラル」**です。このニュートラルに入る感覚を習得できれば、すべての姿勢に応用できます。私はニュートラル感覚を背骨に生かすメソッドを**「背骨ニュートラル理論」**と名づけています。

背骨ニュートラル理論を使い、背骨のゆがみをリセットする方法は、日頃、ＫＩＺＵカイロで施術する際に使用している「究極のゆがみリセット法」なのです。

みなさんは、ニュートラルという言葉から何を想像されるでしょうか?

昔の車は、マニュアルミッションでギアチェンジがあり、どのギアにも入っていない状態としてニュートラルがありました。

今の車のギアはほとんどがオートマチックなので、あまりニュートラルの感覚にはなじみがないかもしれません。しかしマニュアル車に乗っていた世代にはおなじみで、

「遊びがある状態」というイメージが浮かぶことでしょう。

前後左右斜めすべてに遊びがある状態。言い換えれば、どの方向にも瞬時に移動できる状態なのです。

話は横道に逸れますが、昔、バッテリー切れした車を坂道発進させたことを思い出します。車はギアをニュートラルに入れるとエンジンがかかっていなくても動きます。そこで、下りの坂道まで人力で運び、そこから下りを利用して車を走らせ、エンジンをかけるのです。いや〜大変でした。エンジンがかかったときの安ど感、気持ちよさがついこのあいだのことのようです（笑）。

では本題に入ります。

このニュートラル状態ですが、私たちの身体の関節のどの関節にもありえます。一番わかりやすい関節として手首で説明します。

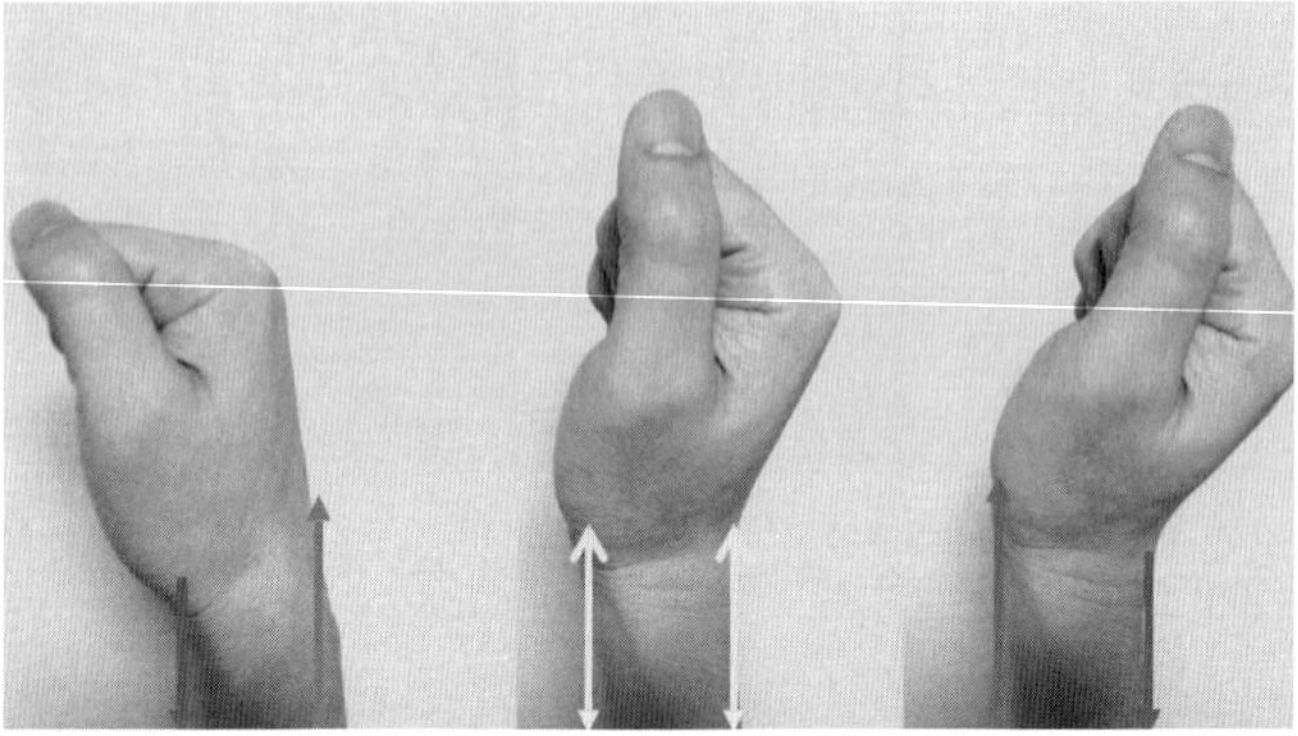

手首を腰の関節でたとえてみましょう。

・真ん中がニュートラルです。
・左側が腹側に軽く曲げた状態
・右側が背側に軽く曲げた状態

反対の手で軽く手首を持って、その手首をゆらしてみて、真ん中に自然に位置するようであればニュートラルな手首と言えます。

しかし、それが、手のひら側や背側にくるようであれば、どちらかの筋肉の緊張が強く、関節に負荷がかかった状態にあると考えられます（最近、パソコンの影響と思われますが、手のひら側に曲がる方が多い

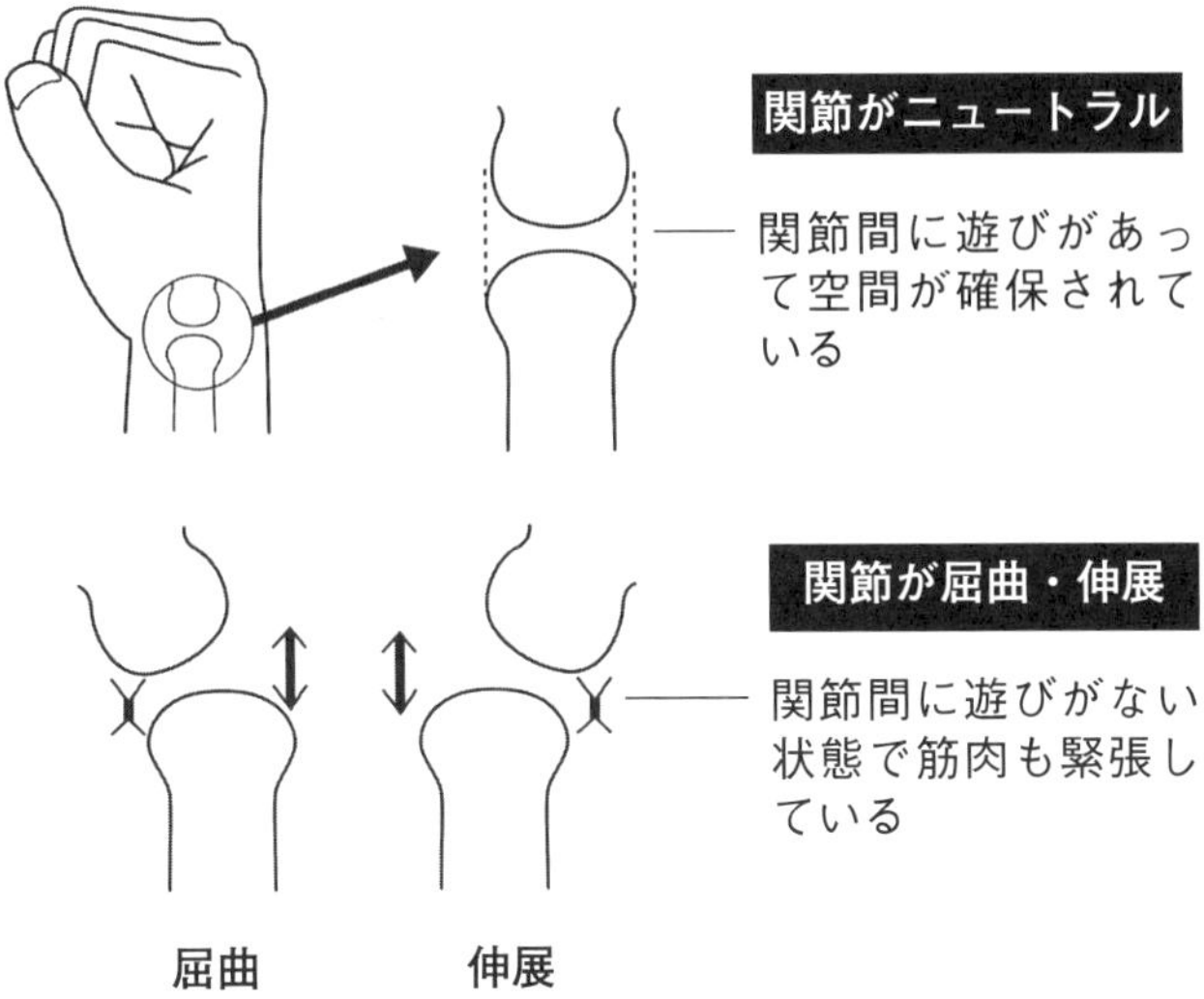
関節がニュートラル
関節間に遊びがあって空間が確保されている
関節が屈曲・伸展
関節間に遊びがない状態で筋肉も緊張している
屈曲
伸展

です）。

この手首の状態を体幹（腰）に置き換えてみれば、イメージできると思います。

お腹側と背中側の中間位がニュートラルであり、両側とも適度な緊張状態で、間にある椎間板にはあまり負荷がかかっていない状態と言えます（この重力負荷は、椎間板ヘルニアの原因でもある椎間板に対する上下の圧迫です）。

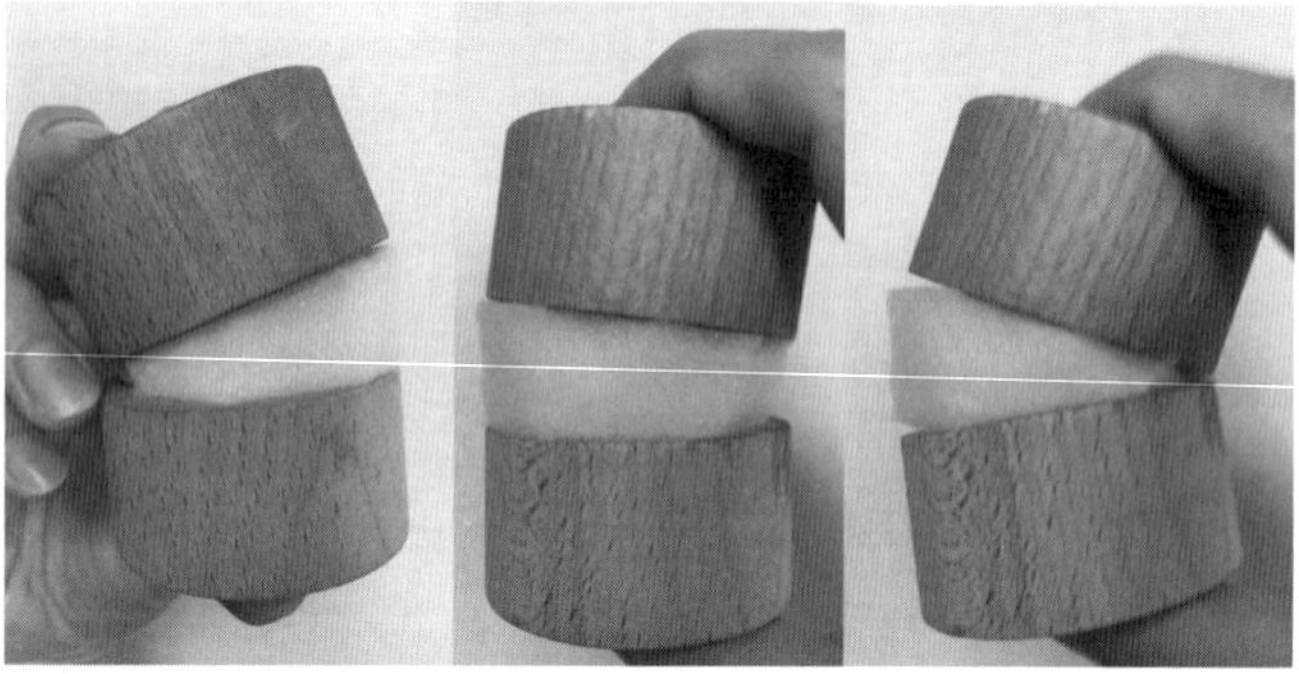

真ん中の正常なカーブ＝腰部のニュートラルな状態…椎間板への、重力負荷が弱い状態
猫背＝お腹側が収縮した状態（背中側は伸びて緊張）…椎間板への、重力負荷が強まった状態
反り腰＝背中側が収縮した状態（お腹側は伸びて緊張）…椎間板への、重力負荷が強まった状態、関節への負荷の増強

上の写真は腰部の椎骨とその間にある椎間板を横から見た状態です。

ニュートラル以外の二つは、関節間に遊びがなく、いわゆる「つまった状態」です。そして周辺の筋肉も引っ張られて緊張しています。

この理論は、普段の姿勢だけではなく、さまざまな運動に応用できます。

ニュートラルは重力負荷が少なく、筋緊張も少ない状態です。

そしてどの方向への動きもスムーズであることからも、静の姿勢だけではなく、動の姿勢にも応用できるのです。動の姿勢とは、歩きや走りを含めたあらゆるスポーツということです。

■背骨ニュートラル法（実践編）

人間の姿勢は、実は二つに分類ができます。それは、動いているときの姿勢、つまり「動の姿勢」と、動いていない状態、つまり「静の姿勢」です。

・静の姿勢の代表とは？　①座り姿勢　②立ち姿勢　③寝姿勢

・動の姿勢の代表とは？　①歩き姿勢　②走り姿勢　③各種スポーツ

次ページから、これら静と動の姿勢を改善させる〝究極の〟ストレッチ法をご紹介いたします。

これだけ！〝究極の〟ニュートラルストレッチ

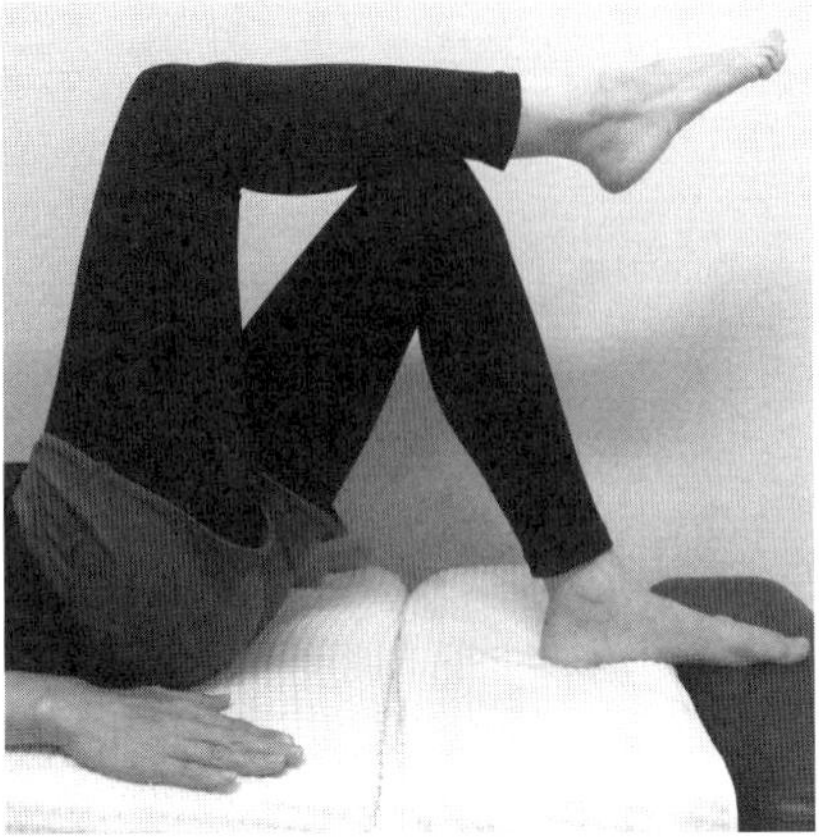

みなさんにぜひ実践していただきたい万能のストレッチ法をお教えします。**「ニュートラルストレッチ」として、私がセミナーなどで必ずお伝えする、簡単で効果抜群のストレッチ法です。**

足腰はもちろん、上半身と下半身のバランスがニュートラルになり、立っているのが非常にラクになります。当然、姿勢もよくなります。

まずは、その効果を実感してください！

このストレッチをする前に、**ふくらはぎを軽くほぐすマッサージをするとさらに効果的です。**寝ころんで足を組んで、ひざでぐりぐりと左右のふくらはぎを万遍なく刺激します（片足につき1～2分程度でよい)。

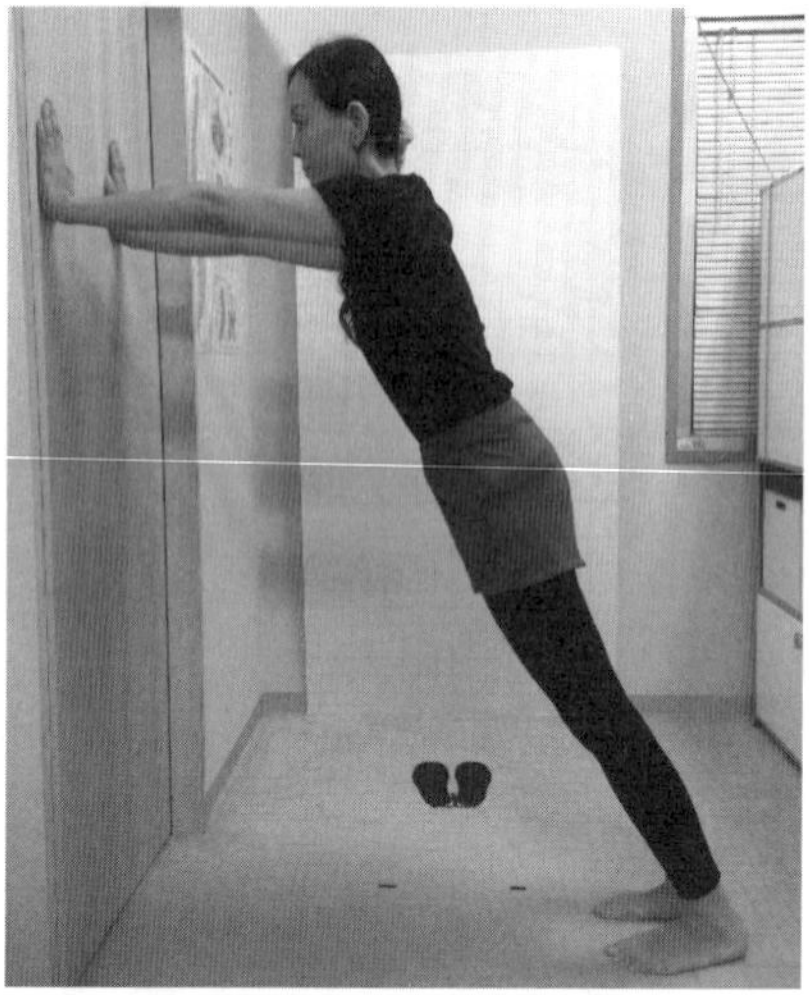

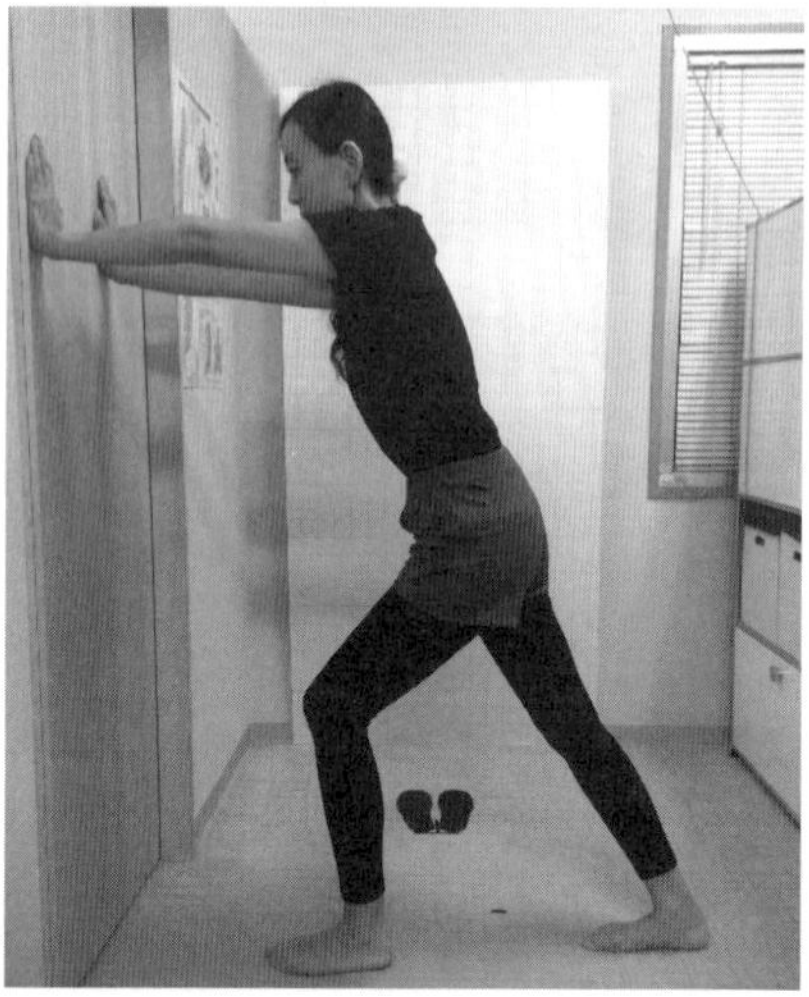

重心チェック：自分の重心はどこにあるのでしょうか？

ストレッチの方法ですが、まず初めに、気をつけをして、目をつぶってみて立ったときの身体の重心がどこにあるかを確認します。足裏のかかと側なのか、それとも指側なのか、内側だったり外側だったりすることもあります。

この重心をよく覚えておきます。そして以下のニュートラルストレッチにチャレンジしてください。

両手を肩幅ぐらい開け、壁につき、ふくらはぎを伸ばすようにしていきます。

このときに、体が一直線になるようにしてかかとが浮かない位置でふくらはぎの伸びるのを感じます。もし、かかとが浮くようであれば、少し前に足をずらすといいでしょう。

次にこの状態から、右ページ下の写真のように左足を軽く前に出し、右足のふくらはぎを伸ばします。そしてこの右足の指全体で、「ぎゅっぎゅ」と床をつかむようにします。このときに足の甲が上に浮かないように注意してください。

指全体で床をつかむようにすると、ふくらはぎが伸びるのを余計に感じることができます。

　ゆっくり息を吐きながら左右の足とも10回ずつつかむようにしてください。

　そして、最後に両足を同時に伸ばし、両足の指全体で「ぎゅっぎゅ」とつかむようにしてください。

　このときも、出っ尻になったり、**お腹が出っ張ったりしないように身体を一直線に保つのが重要です。**

　初めのうちは、身体を一直線にするイメージがつかめない場合がありますので、そのときは誰かに横から見てもらい、修正してもらうといいと思います。

　ここでまた､目をつぶり気をつけ姿勢で立ち身体の重心がどこにあるかを感じます。

　上手くできると身体が軽くなったように感じて、足裏全体で身体を支えているような感覚になります。

　このエクササイズにより、身体のニュートラルな位置が確認できます。それこそ、まさしく抗重力な感覚を習得できるのです！

■背骨ニュートラルリセット法（3ステップ）

「ニュートラルストレッチ」をやってみて、もう一つ効果を感じられなかった方は、次の背骨ニュートラルリセット法をぜひ試してみてください。

そしてまた、「ニュートラルストレッチ」を試していただくと、その効果がよりはっきりと感じられるでしょう。

◎ステップ1　偏った筋の緊張を緩める

まず、背骨を支える四つの筋を緩めます。

四つの筋とは、左右の背中側の筋肉である腰方形筋《ようほうけいきん》、同じく左右のお腹側の筋肉である腸腰筋《ちょうようきん》です。

この四本は、背骨、そして骨盤を支える非常に重要な筋肉であり、そのバランスの

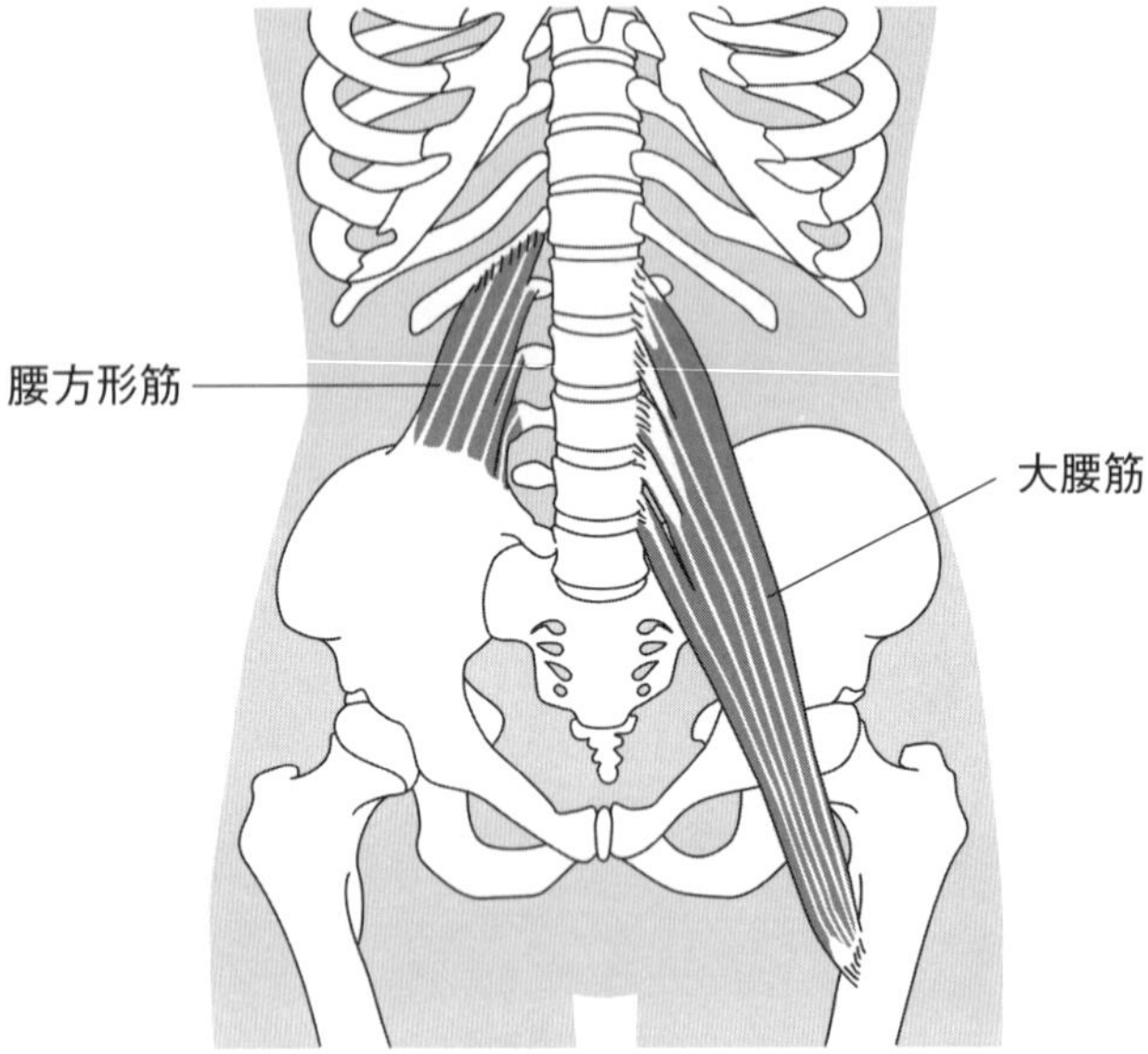

崩れが背骨や骨盤のゆがむ原因でもあるのです。ですから、まずは四本の筋の緊張を緩め、バランスを整えていきます。

背中側は、左右の腰方形筋、お腹側は、左右の腸腰筋（ここでは大腰筋《だいようきん》を表示）を緩めます。

まず、お腹側では左右の出っ張った骨の横に親指を当てます。痛くない程度に強く押して、そのまま押しながら身体をフラフープするように時計回り、反時計回りに回します。押している部位の筋肉が緩むのを感じられるように10回ずつ回します。

続いて背中側ですが、背骨の横の筋肉を両手で痛くない程度に背骨に向かって強く押して、お腹側と同様にフラフープするように時計回り、反時計回りに回します。押している部位の筋肉が緩むのを感じるように10回ずつ回します。

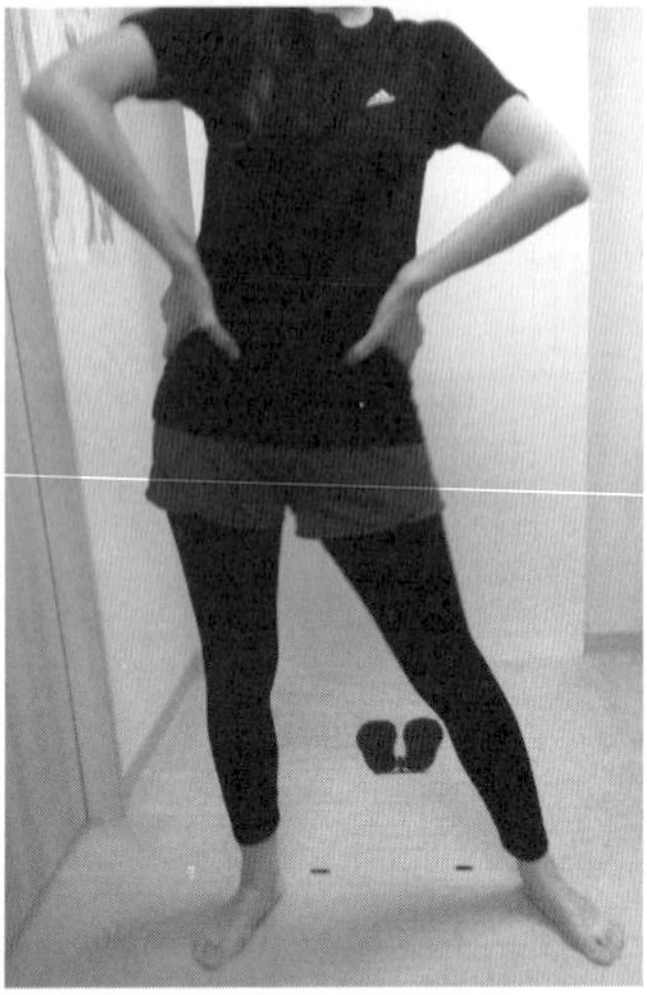

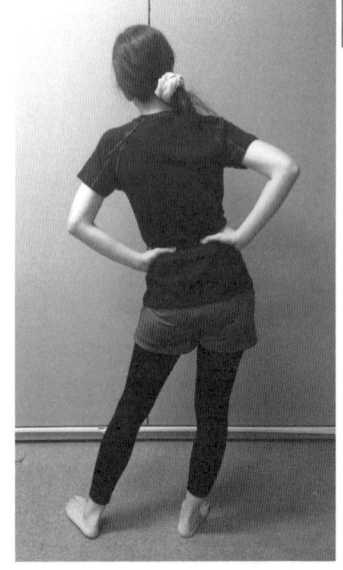

◎ステップ2　偏った筋のストレッチ

まず、お腹側の筋肉を伸ばします。

ひざをついて（ひざの下にタオルなど置く）反対足を前に出し、ひざをついている側の足の付け根が伸びるのを感じられるように上体を上に伸ばして行きます。伸ばす

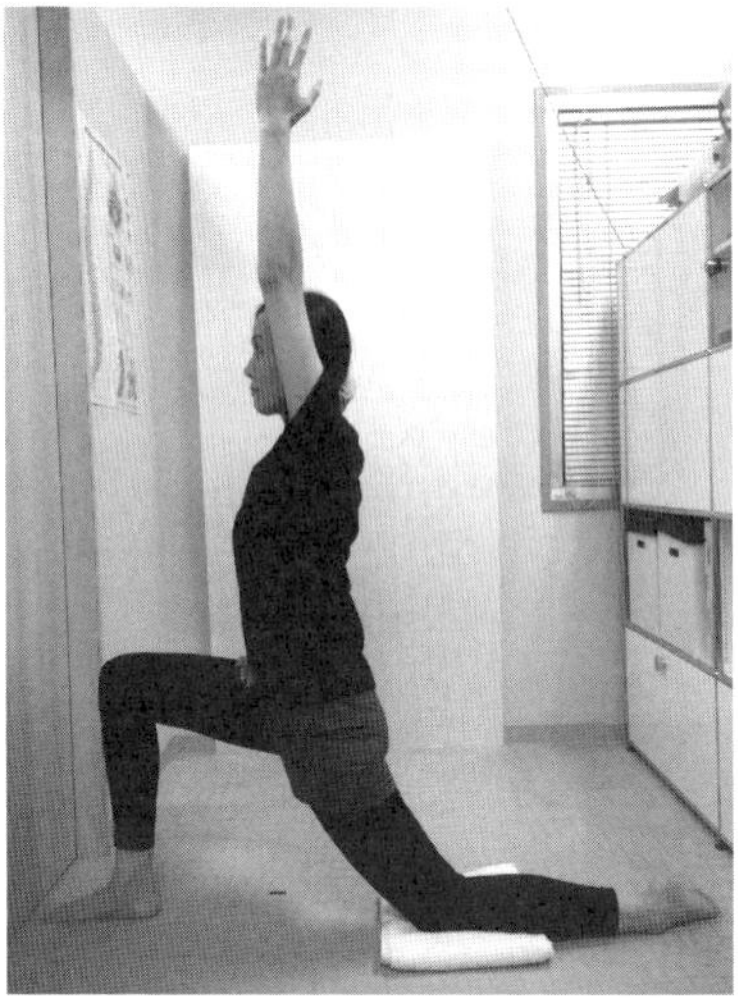

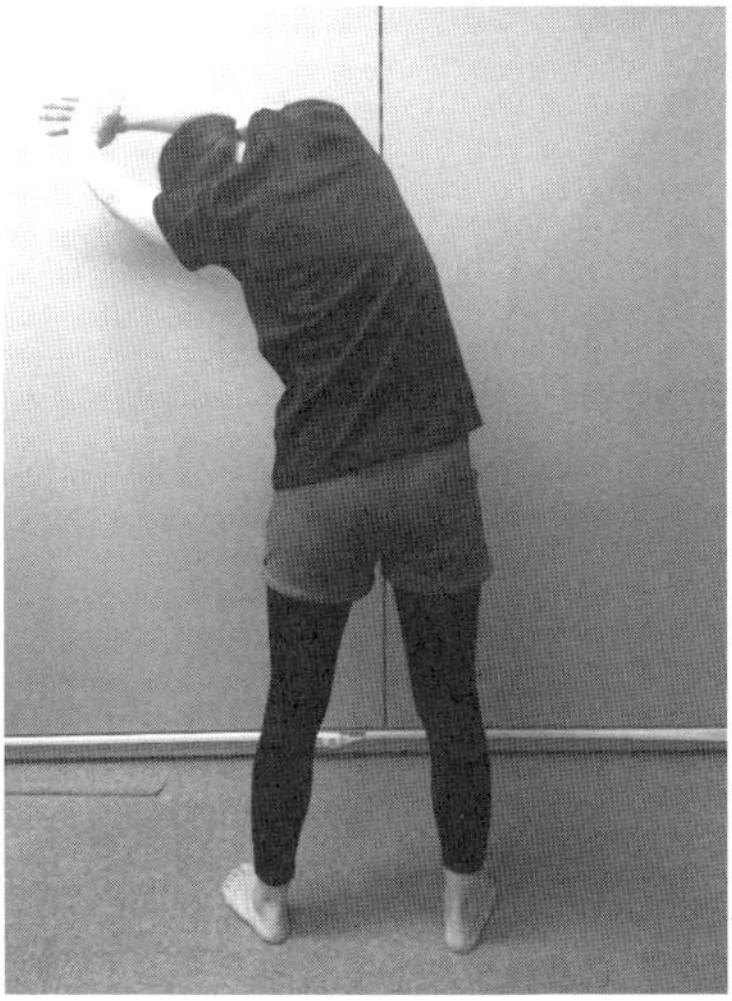

側の片手を頭上に上げると、より伸びるのを感じることができます。

背中側は、肩幅に足を広げ、お腹に力を入れてしっかり立ち、伸ばす側の腕を上げて、反対の手でその手首を持ち斜め上方に伸ばしていく。そのときに伸ばす側の骨盤が上がらないように注意して、腰が伸びるのを感じる（息を吐きながら左右5回）。

◎ステップ3　床からのベクトルを揃える

壁の前に肩幅より少し狭めで直立し、壁に両手を軽くつく（触れる程度）。その状態から、まず悪い状態を体感する。軽くつま先立ちをする、そのときに軽く腰が反り、お腹が前に出るのを感じる。

その状態から、床をできるだけ押し込むようにつま先立ちをする。今度は、お腹に力が入り、腰が反っていないのを確認する。床を押す、戻ると、上下に息を吐きながら繰り返す（10回）。

このときに注意したいのは、背伸びして上に吊られるようにしないことです。あくまで床を押して、身体を浮かすイメージで行うとよいでしょう。

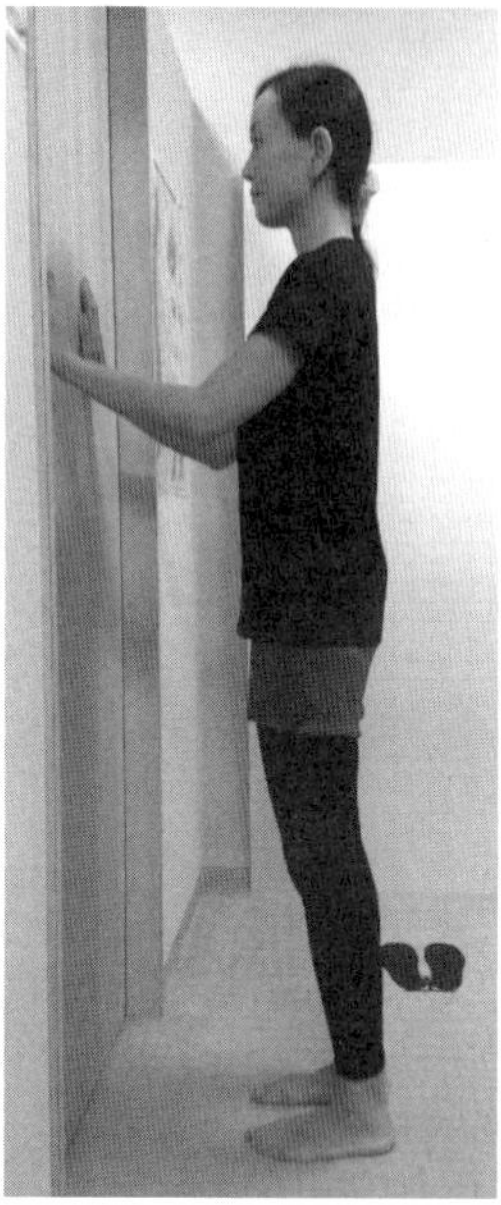

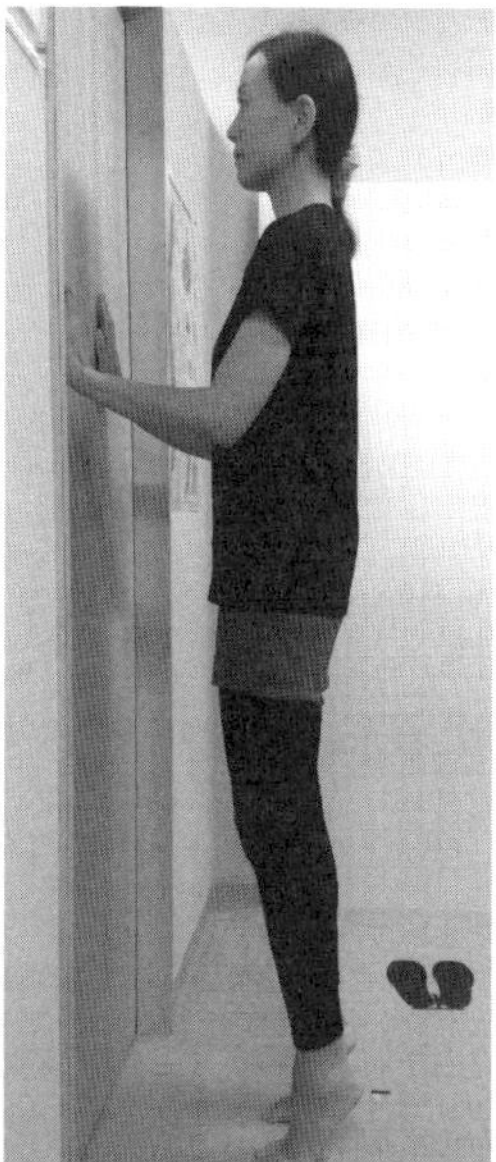

これだけ！　姿勢をキープするための簡単筋トレ

さて、身体のゆがみをリセットし、ニュートラルに戻すことができたら、その状態をできるだけ長くキープすることが重要となります。いくらゆがみをリセットしても、また悪い姿勢になってしまうと元の木阿弥で、きりがありません。

姿勢をキープするのに大切なのは、まずは繰り返し本書でも述べてきたように自分自身の意識、そして最低限の筋力です。この場合の筋肉は、89ページで説明したパワーハウス筋群（腹横筋、多列筋、骨盤底筋群、横隔膜）なのです。

リセットした状態をキープするためには筋肉のトレーニングが必要です。トレーニングといってもスポーツジムなどで行うような大げさなものではありません。誰もが自宅などで気軽に、ケガなくできるものです。

ある意味で、ゆがみのリセットと筋トレはセットです。

ですから、背骨ニュートラルリセット法の後に、簡単な筋トレを行うと、より効果的です。私はこの筋トレを「**背骨ニュートラル強化法**」と名づけて患者さんやセミナーの受講者さんに推奨しています。代表的な強化法を示しますので、みなさんもぜひ、行うように習慣化してください。

背骨ニュートラル強化法

①骨盤ニュートラル強化（バック・ランジ）

背筋を伸ばして、両足の間は拳一つ分だけで直立し、左右の手で、下腹を前後に当てがい、片足のつま先でちょろちょろ地面を這いながら徐々に後ろに下げていき、前足のひざが直角になるところで止め、身体の重心が前足と後ろ足の真ん中に来るようにして、その場所で後ろ足のひざが地面から10センチぐらいのところまで体幹を上下させる（息を吐きながら左右5回ずつ）。

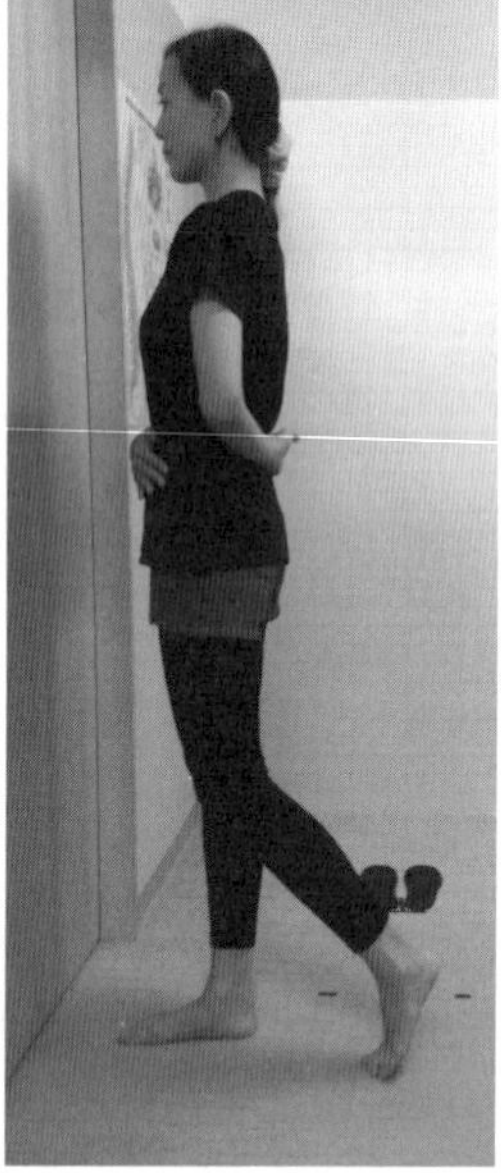

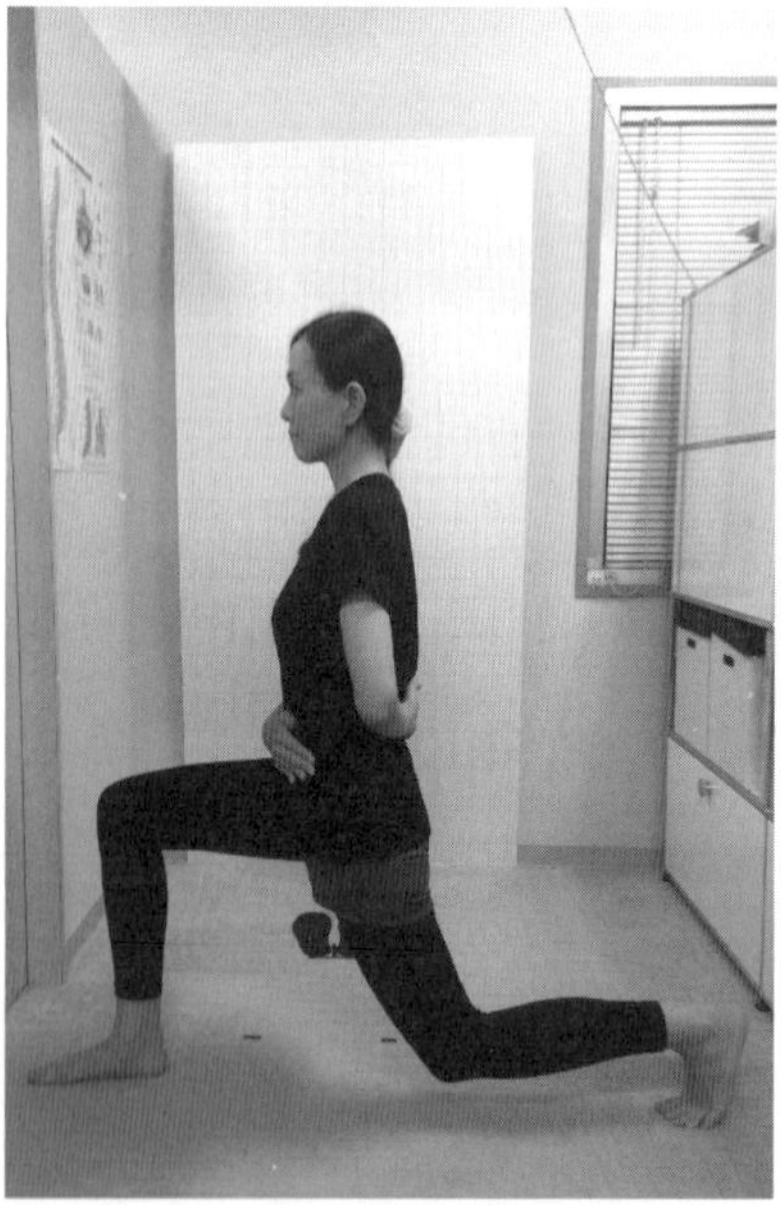

②肩甲骨ニュートラル強化（腕振りエクササイズ）

肩幅より少し狭く足を広げ、しっかり直立し、左右の腕を勢いよく交差しながら上下に振る。このときに体幹が前後左右に揺れないように丹田部（パワーハウス）に力を入れる。腰が反ったり、ひじが曲がらないように注意する（息を吐きながら左右5回ずつ）。

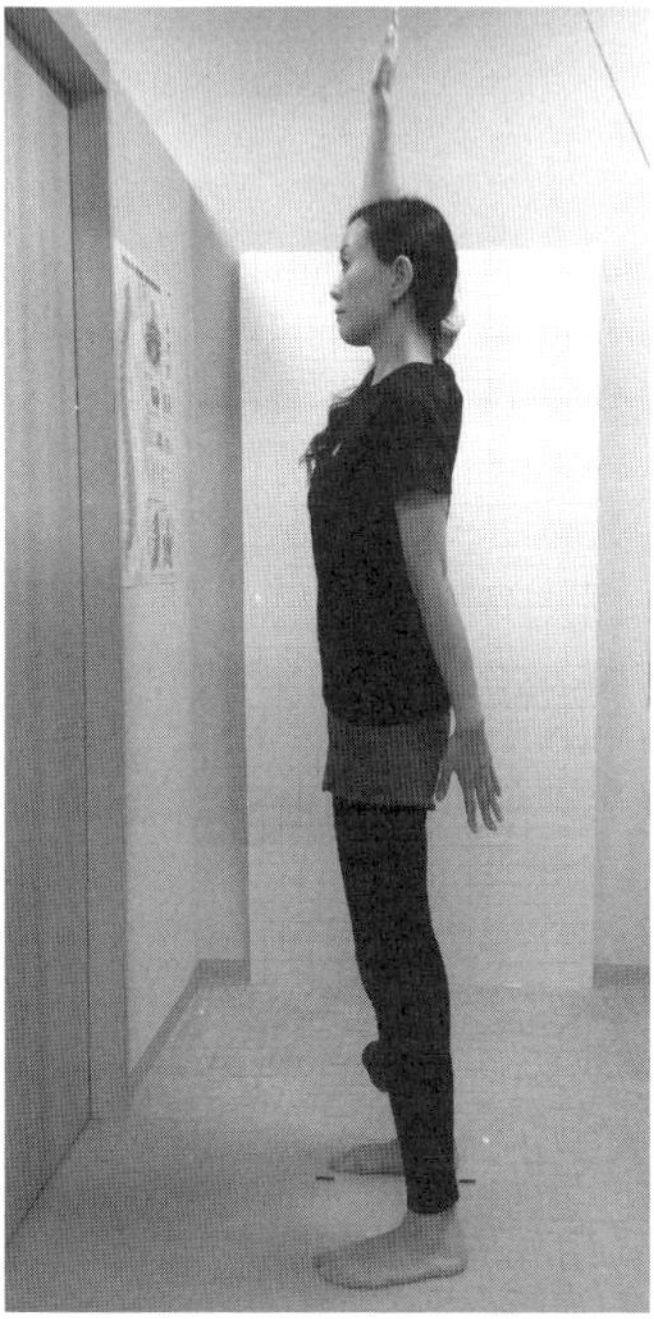

◆Column③ 子供の姿勢が危ない！

「子は親の背中を見て育つ！」

昔から、子供は親をお手本にして人生を学んでいくものです。

生き方同様に、文字通りに子供は親の姿勢をよく見ていて真似します。ですから、大人がまず子供のお手本になるような姿勢をとることが重要なのです。

しかしながら、現代では「腰の痛み」「肩こり」など、およそ子供とは思えないような症状で来院するケースも少なくありません。そのような子供たちの姿勢をみていると、年々「このまま育ったら大人になったときに大変だ！」と危機感を募らせています。

このような子供たちに共通するのが、「あごの上がり」「猫背」「ぽっこりお腹」「反り腰」です。

そして、体育の時間に跳び箱で手をついたら骨折してしまったとか、転んだ瞬間に、反射的に手が前に出ないために顔面を強打するなど、今まででは考えられないようなことが起こっています。

埼玉県が２０１０年～13年に幼稚園や小中学校で実施した検診でも心配な結果が出ました。調べたのは「5秒以上の片足立ち」「しゃがむ」「手をまっすぐあげる」「ひざを曲げずに指先を床に着ける（体前屈）」の四項目。１３４３人のうち体前屈ができない割合が23％、一項目以上できない割合は42％に上りました。

これらは、子供たちが外で遊ぶ機会が減少していることと、親の躾などが影響しているのではないでしょうか。

子供は、筋肉の発達や運動神経の開発のため、外で自由に遊んだり動き回ることがとても大事なことの一つです。しかし、親御さんによっては心配のあまり子供がケガをすることを極端に恐れたり、あるいは将来のためにと室内での勉強を優先させたりしがちではないでしょうか。少なくともそういう傾向が強くなっていると感じます。

加えて、親自身がパソコンやスマホのヘビーユーザーで、子供もそれを見て育つので、自然と室内での遊びにしか興味を示さなくなるのでしょう。

子供時代に正しい姿勢を身につけることは一生ものの価値です。まずは親が自分の姿勢を見直し、子供たちにいつも見られていることを意識して、よい姿勢のお手本となっていただきたいと思います。躾とは身体が美しいと書きます。すなわち、美しい姿勢を目指しているとも言い換えることができるのです。

施術前

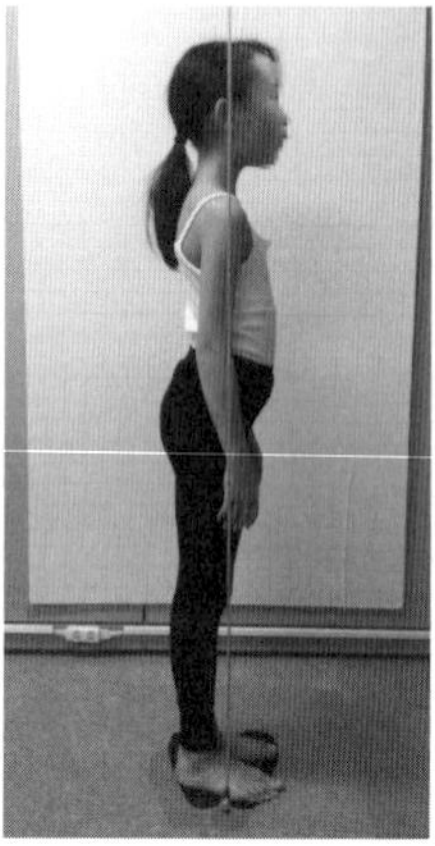

施術後

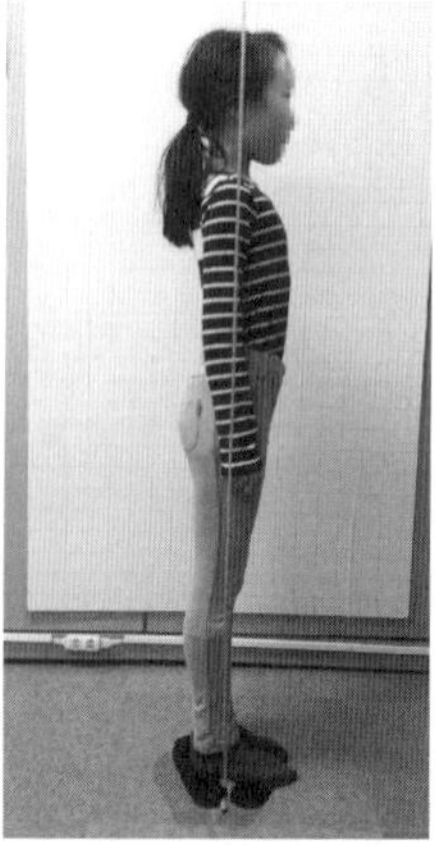

Mちゃんは、10歳。お母さんが「反り腰」を気にして来院。施術後2週間で、反り腰や出尻は改善しました。ポッコリお腹やあごが上がっていたのも修正されました。

4章

正しい姿勢になる・キープする…毎日のちょっとした心がけと習慣

いつもの仕事環境、その姿勢がゆがみを作る！

現代社会では、座って作業をすることが圧倒的に多くなっています。前述の通り、大多数のオフィスワーカーはパソコン作業が中心です。**座るだけでも椎間板にかかる負担は大きいのに、パソコンを使うと長時間の座位となりさらに負担が大きくなり、当然姿勢も悪くなりやすいのです。**

身体をゆがませて、こりや痛みを発症させる根本原因である悪い姿勢を、十分に把握しましょう。

ここでは、代表的な悪い座り方の例を五

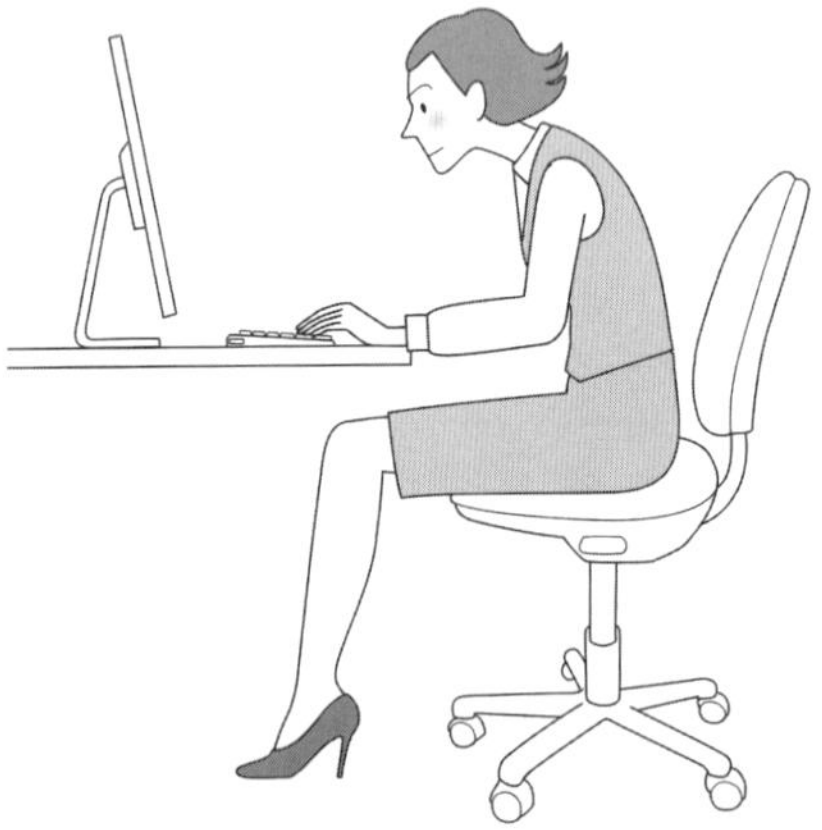

——ストレートネックは万病のもと——

ストレートネック

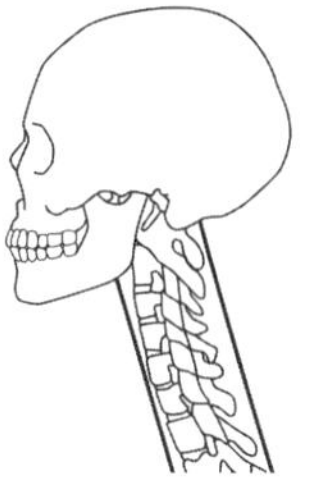

頭が頸椎より前に来てしまうので、頭部の重さを首の筋肉だけで支えるような状況です。

正常な首のカーブ

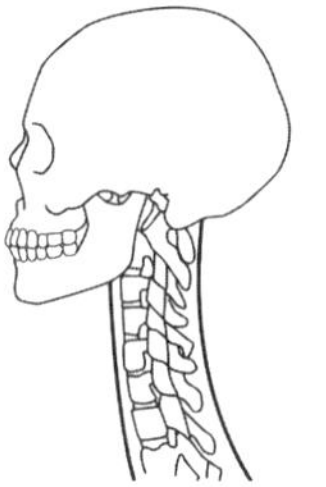

本来、首に備わっているカーブによって頸椎が頭部の重さを支えており、筋肉の緊張も起こりにくい状態です。

つ取り上げて解説します。皆さんも日常的に目にしたり、あるいは自分自身に心当たりがあるかもしれません。

2章の「よい座り方・悪い座り方」で示した悪い座り方が、いわゆる**「猫背座り」**です（ここでは重複するので取り上げません）。**この座り方はストレートネックの原因にもなります。**

ちなみにストレートネック状態とは最近注目されつつある1種の現代病です。これもパソコンやスマホの普及に伴う姿勢の悪化が大きな原因と考えられます。

文字通り背骨の首付近の骨である頸椎が真っ直ぐになってしまうというもの。頸椎は本来、軽くカーブして重い頭部を支えているのですが、カーブがなくなってしまうことで筋肉や関節に負担をかけ続けます。結果、神経の圧迫なども起こる可能性があるのです。症状は、肩こり・首こり、頭痛、手・腕の痛みやしびれ、めまい・吐き気などです。首を左右前後に動かすと痛みや違和感がある場合も、ストレートネック状態が疑われます。

・悪い座り姿勢1……背中座り

男性に多い悪い座り方の典型です。一度、オフィスを見回してみてください。こんな座り方をしている人がいないでしょうか？　あるいは電車の中でスマホに熱中している若者がこの座り方をしているのを目にしたことがあると思います。

まるでリクライニングシートに座るようなラクな姿勢に見えますが、椅子は普通のオフィスの椅子（あるいは電車のシート）です。この座り方を筋電図で調べたところ筋肉を一切使っていないのです。**筋肉を使わず、弓を反らしたときのように、背部の張りで座っているのです。これでは腰の椎間板にかかる負担が非常に大きくなります。**

背中から腰までが丸くなっている。背の高い人がパソコンの画面の高さに目線を合わせようとしてこの座り方になることが多い。

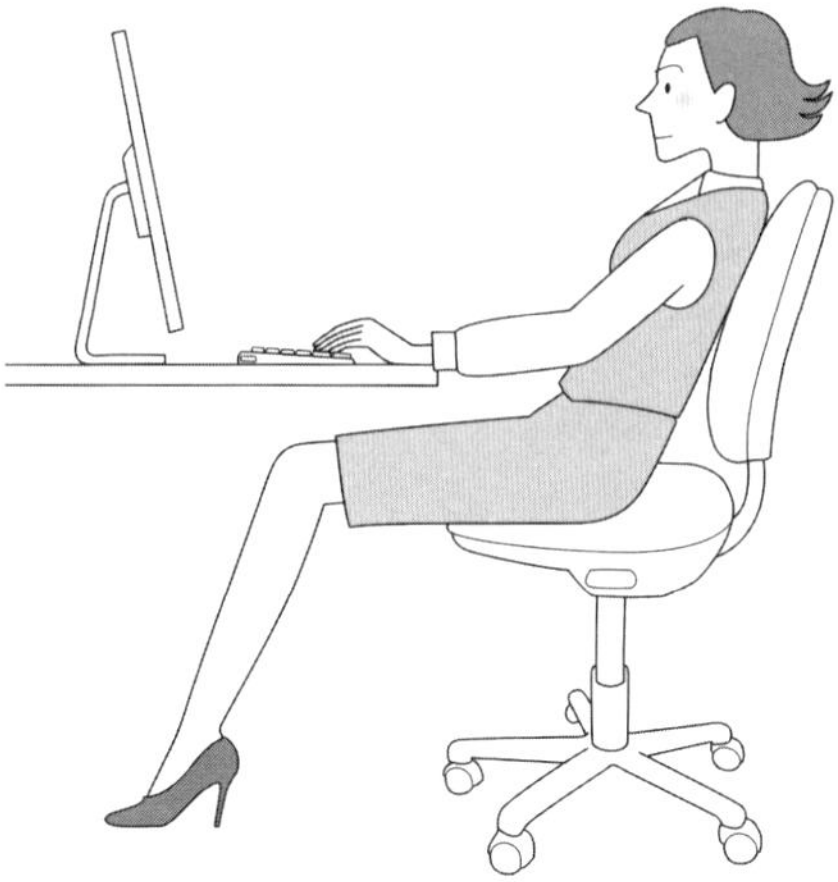

ほかにも、首や背中の筋肉や関節にも負担をかけ、背中の痛みやこりにつながります。

背骨の腰椎はカーブ（前わん）していますが、これが逆転する可能性があります。腰椎が逆にカーブ（後わん）してしまうと、一番怖いのは、椎間板ヘルニアです。ただし、年齢が60歳を過ぎると、この椎間板自体の水気がなくなり、ヘルニアはならずに脊柱管狭窄症《せきちゅうかんきょうさくしょう》という、近年、高齢者に多い疾患になる可能性が高くなります。この障害は、歩くと痛みが出現し、座ると症状が出ないので、結果、歩行が困難になるのです。

また、この座り方が習慣化してしまうと、組織に癒着が起きて、筋肉の力が減少し、

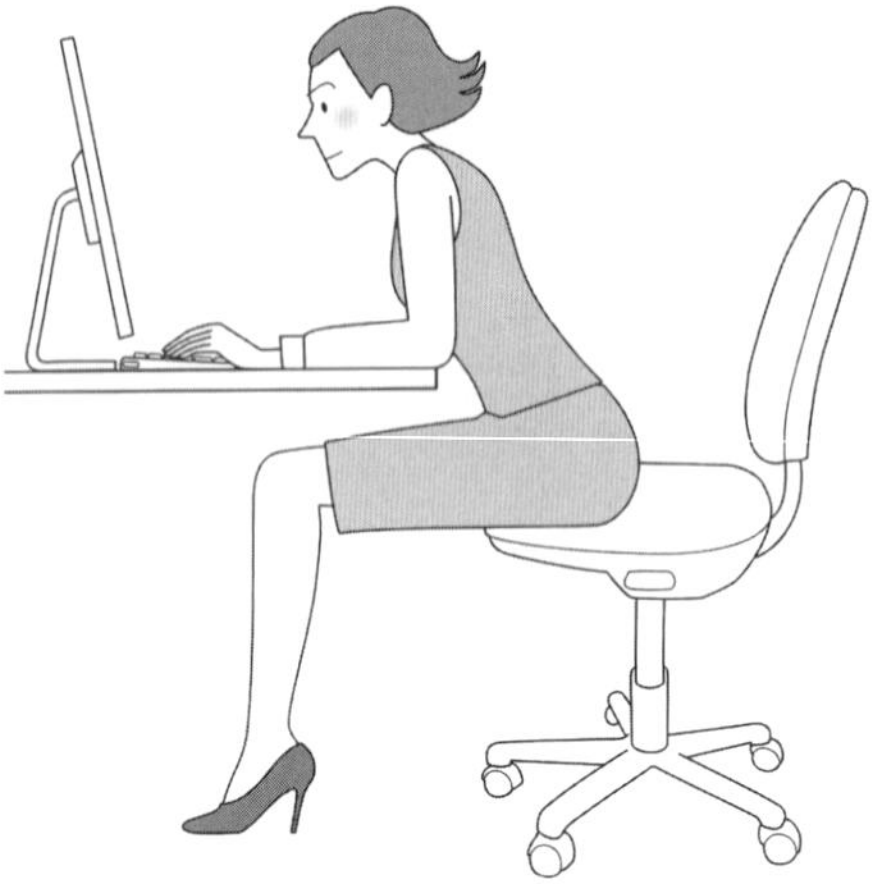

上体を前傾させて、上半身の体重を両ひじで支えている。背中を大きく反らせて、両肩が極端に上がっている状態。ノートパソコンを使用する女性に多く見られる姿勢。

椎間板が元の健康な状態に戻れなくなるのです。この座り方をしている方は、早めに正しい座り方を覚えてください。

この座り方を続けると心配される疾患…
腰痛、肩こり、背中のこり、首のこり、椎間板ヘルニアなど

・悪い座り姿勢2……スフィンクス座り

女性に多い悪い座り方の典型です。それもオフィスや家庭を問わず、ノートパソコンを使用しているときに多く表れる姿勢です。イラストを見ると確かにどこかで目にしたことのある姿勢だと思いませんか?

一見、それほど悪い姿勢に見えないかもしれませんが、この座り方の特徴は、肩が上がってしまうことです。猫背ではありませんが、また違った症状が出てくることが多いのです。

この姿勢が長く続くことで、後頭部から首、さらに背中にかけてこり固まってしまいます。首や背中にこりの症状が表れやすくなります。さらにマウスを使うと半身になるので、身体にひねりを加えることになり、肩甲骨の不正列が発生。すると肩甲骨の間に痛みを感じるようになります。

この座り方を続けると心配される疾患…頭痛、肩こり、背中のこり、首のこり、肩甲骨間部痛など

椅子に浅く座って、背もたれと背中にかなり距離がある状態。体重を足の付け根と坐骨で支えているので、ももの裏や足の付け根に圧がかかりやすい。「反り腰」にもなるので、背中から腰も疲れすい。この座り方をしている方は、椅子と机の関係を見直すのも大切。

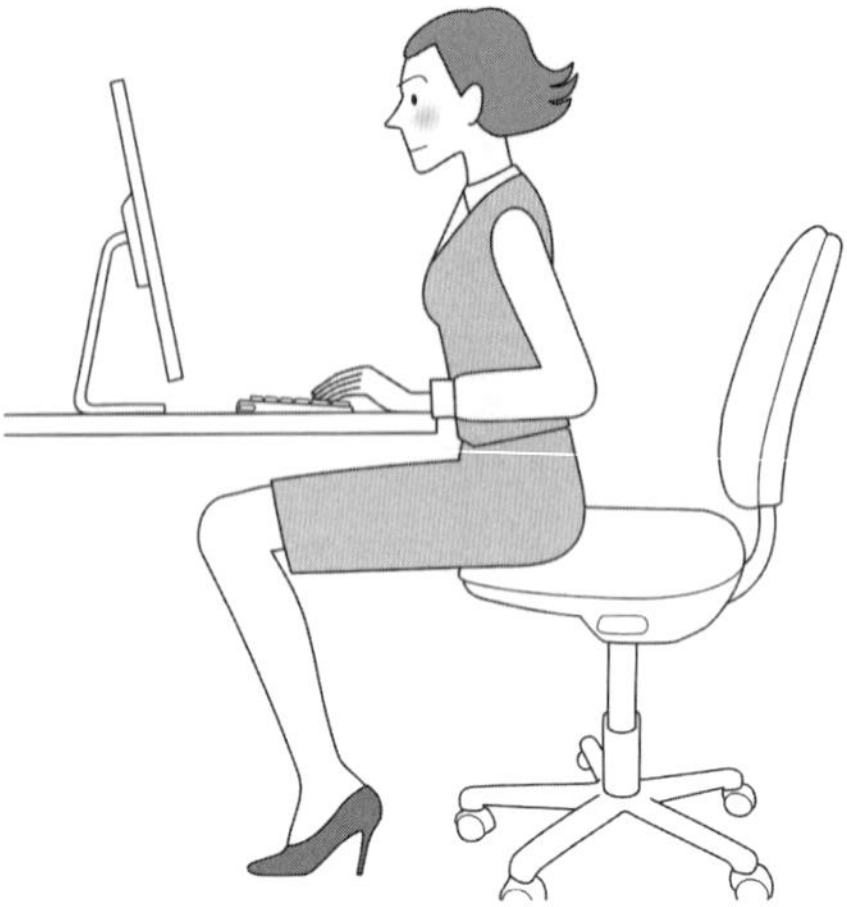

・悪い座り姿勢3……チョコン座り

この座り方も女性に多く見られます。机と椅子の高さが合わない、椅子の座面が深い椅子を使用している比較的小柄な方に多い座り方です。

スフィンクス座りと共通するのは、腰を反らしていることです。ちなみに、猫背座りは腰とお尻で、背中座りは背中からお尻にかけてで支えようとします。

この座り方は自然にそけい部（ももの付け根）やもも裏に圧がかかりやすくなっています。**腰が反った状態になるので腰、背**

中の筋肉が緊張します。さらに、足の血管が圧迫されて血流が悪くなります。すると起きるのが足のむくみです。足がむくみやすいという方は、このチョコン座り、あるいは先述のスフィンクス座りになっていないかチェックしてください。

この座り方を続けると心配される疾患…足のむくみ、だるさ、背中のこり、胃下垂や便秘など

・悪い座り姿勢4……ボディースリップ座り

この座り方は程度の差はありますが、パソコンを使う上では避けがたい座り方です。というのは、多くの場合、パソコンではマウスを使用します。利き腕のほう（右が利き腕の場合は右側）にマウスを置きますので、座り方がどうしても左右対称のバランスにはならないのです。

問題なのは、骨盤がねじれてしまうこと。そのために足を組んだり、場合によって

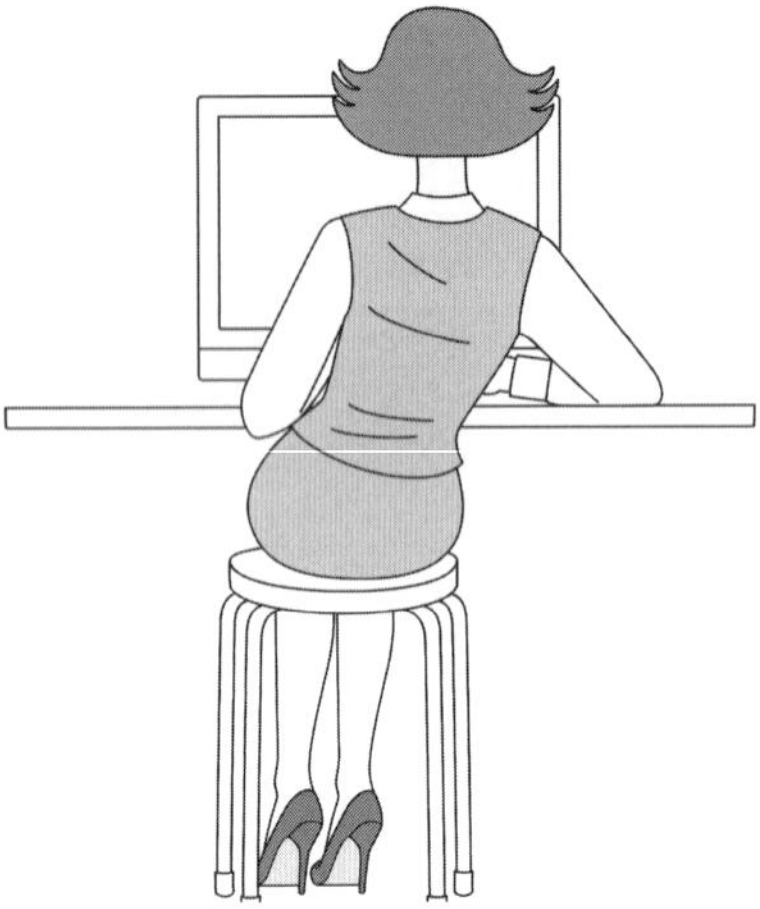

マウスのある方向に身体がスリップして、骨盤や背骨がねじれてしまっている。腰に多大な負担がかかる。骨盤や背骨がねじれる状態が続くと、さまざまな症状を引き起こす。

は頬杖をついたりして無意識にバランスを取ろうとします。

加えて、マウスを動かすときは手首から指にかけてだけ小刻みに何度も動かします。それ以外の身体の部分はしっかりと固定していることから、動かしている部分に過剰な疲労が蓄積し、固定している部分には筋肉の癒着が起きるという問題があるのです。肩から腕、手指にかけての痛み、しびれ、腱鞘炎《けんしょうえん》などを起こす場合があり、私はそれを「マウス症候群」と名づけました。ひどい場合は腰痛、股関節痛など体幹に現れる場合があるので注意が必要です。

この座り方を続けると心配される疾患…腰痛、肩こり、骨盤のゆがみ、股関節痛、四十肩・五十肩、椎間板障害、胃下垂や便秘などの内臓機能障害など

・悪い座り姿勢5……オプション：足組み座り

この座り方は前の四つの座り方に足を組むというオプションを加えています。

足を組みたくなるのは、骨盤の高さが違うなど身体にゆがみがあるから、足を組んで調整しようとしているのです。

これは、無意識に習慣化しており、気がつけば足を組んでいるという人が多いのです。**左右どちらに組んでも骨盤のゆがみを引き起こすため好ましくはありません。**

実際に腰痛や股関節痛で来院されている方は足を組むことが多く、そのゆがみを取り除くと、みなさん口を揃えて言われるのが「もう足を組みたくなくなりました！」なのです。

左右どちらかの足の上に足を乗せるので、骨盤がねじれてしまう。さらに腰が曲がってしまい、背骨が真っ直ぐにならず負担がかかる。猫背になって首や肩にもさまざまな症状を引き起こす。

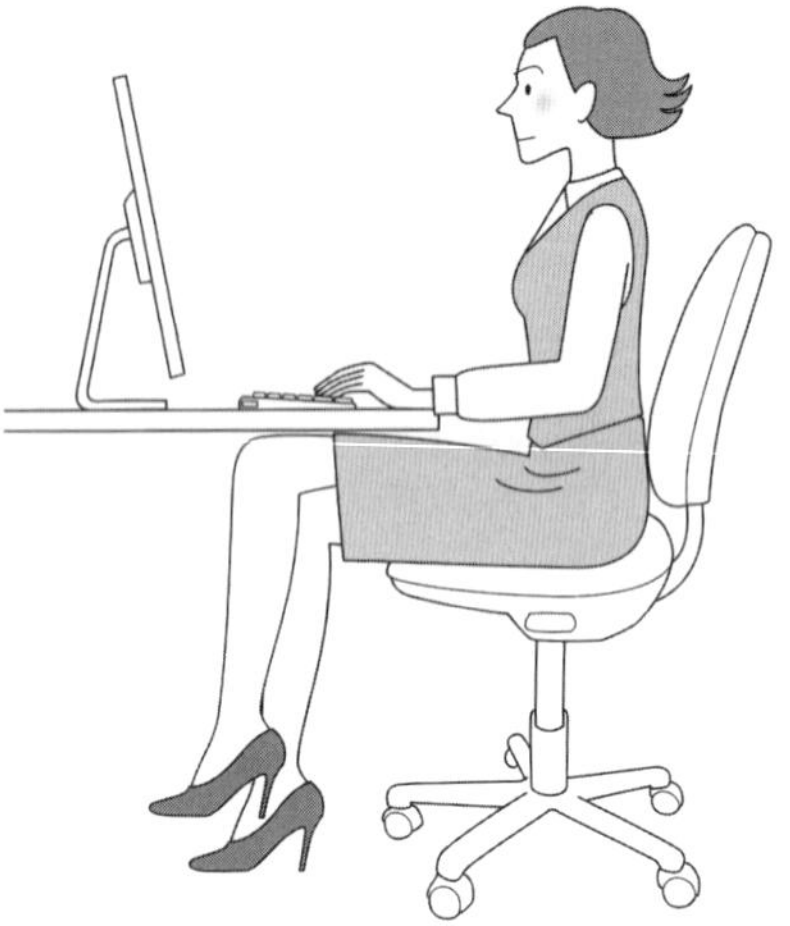

そしてまたゆがみが生じてくると組みたくなります。1種のゆがみのバロメーターと言っても過言ではありません。

この座り方を続けると心配される疾患…腰痛、股関節痛、肩こり、首こり、骨盤のゆがみ、椎間板障害など

■画一的にならざるを得ないオフィス環境

オフィス環境を改めて見直してみると、少し意外なことに気づきます。整然とした綺麗なオフィス。机も椅子も人体工学に配慮した上に洗練されたデザインで素晴らしいもの。

……しかし、どうして同じ高さ（大きさ）なのでしょうか。私の知る限り、**日本のオフィスの一般的な机の規格は70センチと72センチの2種類が主流**でほかにはあまりバリエーションがないようです。同様に、椅子についても座面までの高さが42.5～43.5センチで、上下9センチの幅で調整できるものが多いのです。人間の身体はそれこそさまざまです。**例えば身長150センチの女性と190センチの男性ではまったく体格が違いますし、座るべき椅子と使うべき机の高さが違うのは明白です。**

スーツや靴など身に着けるものにはオーダーメイドがありますが、毎日身体を預ける椅子や机は完全な規格品で、しかもサイズが2種類だけというのはどうにも不合理な話です。

そして身体に合わない椅子と机は、いかにデザインがよくても、いかに一流のメーカーの高価なものであっても、使う本人にとってはまったく価値がないものなのです。いいえ、**合わない椅子と机を使うことは身体に害になります。**

私は座り姿勢コンサルティングを通して、企業に対してできるだけ個人個人に合った机と椅子の調整、設置をお勧めしたいと考えています（実際に一脚10万円もする椅子を5000脚も購入して、社員からは不評だという話も珍しくありません。後悔する前に、オフィスの椅子と机の購入の際には私のところに相談してほしいと思います）。

オフィス環境は個別に合わせてもらえない

机の高さは2種類くらいにしか変えられなくても、椅子はその高さを上下9センチくらいの幅とはいえ、変えられるものがほとんどです。そこで、**まずは椅子だけでも自分の身長に合った高さに調整してください。**

高さ調整をしても椅子がしっくりこない場合は、椅子そのものを変えるのが一番ですが会社の備品ですので勝手に変えたり、自分だけ新しいものに変えてもらうということも現実的ではないでしょう。

そこで、どうしても**椅子が合わないと感じるときには、タオルを座骨の下に敷いたりクッションを腰と背もたれの間に入れたりするなどして調整してください。**

また、家庭で椅子を購入する場合もこの項目を参考にしていただければと思います。基本は同じです。そして、もうひと言アドバイスするとすれば、**できれば30分間ほどその椅子に座ることです。**ショールームなどで30分間座るのは大変かもしれませんが、できればそのくらいの時間座って疲れない椅子を選ぶのが失敗しないコツです。

■スタンディングデスクの普及と気をつけるべきこと

スタンディングデスクをご存知でしょうか。いわゆる椅子のないデスク、立ったまま使用する机のことです。欧米では早くから導入する企業もあったようですが、日本でも近年、徐々に導入されつつあるようです。ＩＫＥＡなどの量販店で容易に手に入れることができます。

スタンディングデスクにすることで、無駄に長い会議が減る、すぐに移動できるので作業効率が上がる、社員間のコミュニケーションが取りやすくなる、そしてなにより、座るよりも立つほうが（椎間板の）負担が少ないので身体に優しいなど、いいことづくめです。

しかし、このデスクを使うときに気をつけるべきことがあります。長く立ち続けて作業をしていると、どうしても足が疲れてきて集中力が欠けてきます。

1日5時間立っていると、慢性的で強い下肢筋肉の疲労につながり、長期的な腰痛や筋骨格系の病のリスクが高まるという報告もされています。そして、意識的・無意識的に身体の片方に重心を置いてしまったり、頬杖をついてしまったり、**いつの間にか悪い姿勢をとってしまうことが多いのです。**

正しい立ち姿勢で、足が疲労しない程度に、そして集中して使い続けることができるのなら、ぜひスタンディングデスクを使うことをお勧めしたいと思います。しかし、疲労や腰痛のリスク、集中力が続かないなど仕事効率の面では逆効果になることもあるということを覚えておいてください。

オフィスの椅子と机をアジャストする

机は規格が少なく、高さの調整もできないものがほとんどで、見た目的にも高さが違うと凸凹が発生する、一括で同じものを購入しないとコストもかかるなどの問題もあります。そこで、椅子を調整する方向で説明していきます。

まずは、太ももと床が平行になるように高さを調節します。そして、できるだけ深く腰掛けて座ってください。座り方は、座面に骨盤を立てるような気持ちで。足は床につくようにしますが、もしつかない場合は足台を利用してください。

それから、新しい椅子を購入されるときのアドバイス、注意点を以下に述べますので、参考にして選んでください。特にパソコン作業用の椅子の場合です。

・クッションの硬さが適度なもの（柔らかいものは避ける）

・座面の高さは調節可能なもの
・座面の奥行は身体の大きさ、身長に合ったもの
・座面は水平か、ひざに向かって少し下がるもの
・ひじ掛けのあるもの（机との相性に注意）
・椅子のひじ掛けが机にぶつからないもの

などです。

机はがっしりと安定した作りで、ある程度の奥行があるものがよいのですが、机の問題というより、**机の上を整理してパソコンやキーボードを適切な位置に置けるスペースを確保する**ことが重要です。

机周りが姿勢を作る

机と椅子をアジャストできたならば、次に正しい姿勢でデスクワークをする上で大切なのは、机の上の環境です。

まず、あなたの机の上の環境をよく観察してください。多くの方の机の上にはデスクトップパソコンかノートパソコンがあります。パソコンが別の場所にあり、机の上は物を書いたりするだけであれば、それは恵まれた環境と言えるでしょう。

まず、パソコンを前にして気をつけていただきたい重要なことがあります。

それはパソコン画面を、自分の身体の真正面に位置することです。少し横に置いたり、斜め前に置いたりするのを見かけますが、これは確実に身体にゆがみを作る原因となります（意外に正面にないことが多いので、客観的に1度チェックする）。

パソコンが真正面に位置していないという方は、まず机の上を整理整頓してください。スペースをつくり出してでもパソコンを身体の正面に置くことを優先的に行ってください。

次に重要なのがディスプレイの位置です。背筋を伸ばした状態から**目線は平行から下に5～10度の範囲。そしてキーボードの位置は、座ったときのひじの角度を95度～110度にしたときに、ちょうど手が届く場所にあるのが理想的です。**

ご存知の通り、ノートパソコンはディスプレイとキーボードがくっついています。ですので、この場合は外付けのキーボードをつなげ、パソコン本体はディスプレイの位置が前述した目線が平行から下に5～10度の範囲にくるように、台などで高さを調整するとよいでしょう。

また、書類を見ながらキーボードを叩くことが多いと思います。その場合、**書類はキーボードの手前ではなく、ディスプレイとキーボードの間に置くようにしてください。**

キーボードの手前に置くと、そのぶんキーボードが遠くなって、肩が上がったり前に行きがちです。ひじの角度も110度以上になります。この姿勢では、首や肩の

――理想的なデスクまわりの環境と座り方――

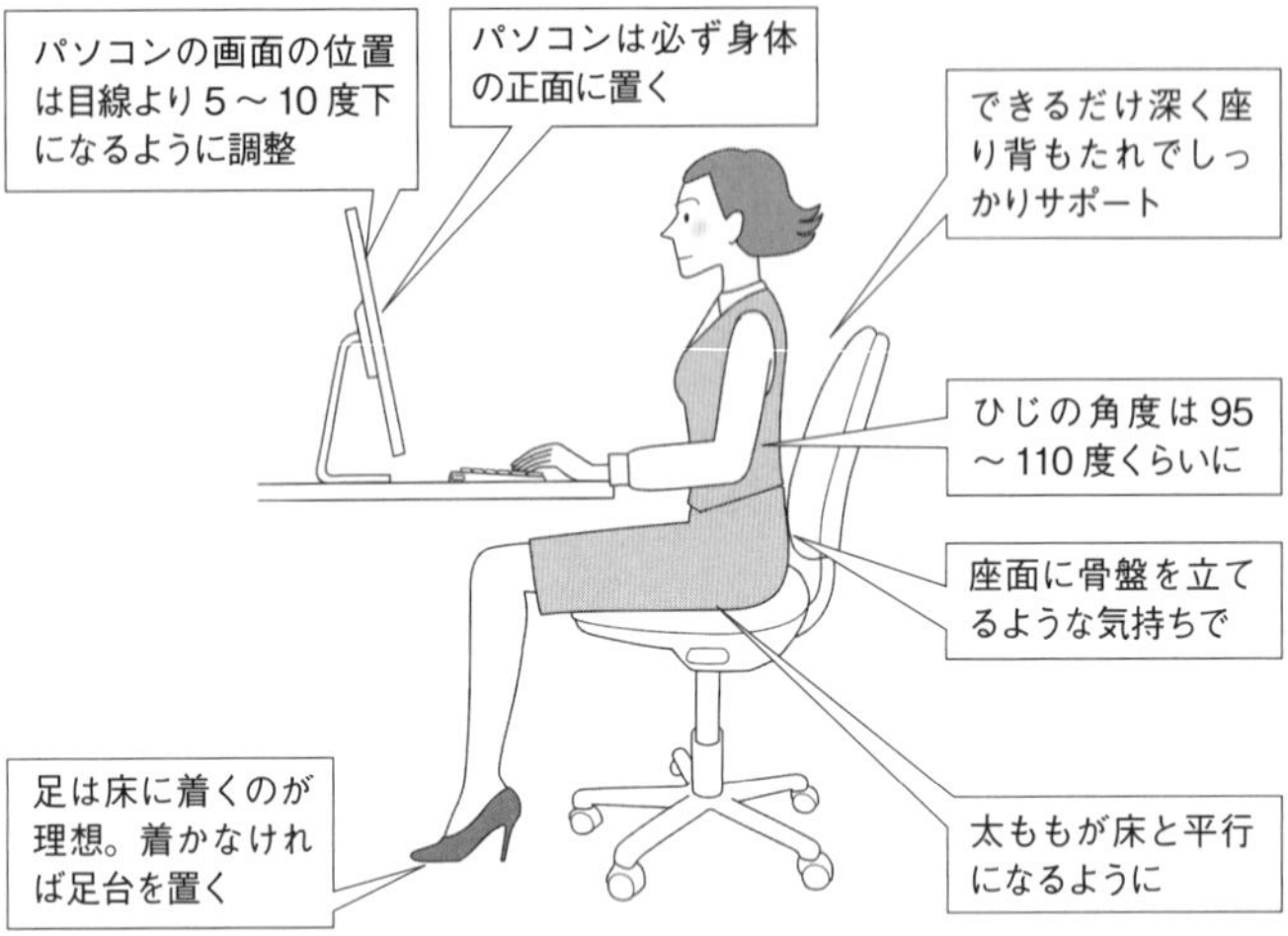
パソコンの画面の位置は目線より5～10度下になるように調整
パソコンは必ず身体の正面に置く
できるだけ深く座り背もたれでしっかりサポート
ひじの角度は95～110度くらいに
座面に骨盤を立てるような気持ちで
足は床に着くのが理想。着かなければ足台を置く
太ももが床と平行になるように

――ノートパソコンの場合――

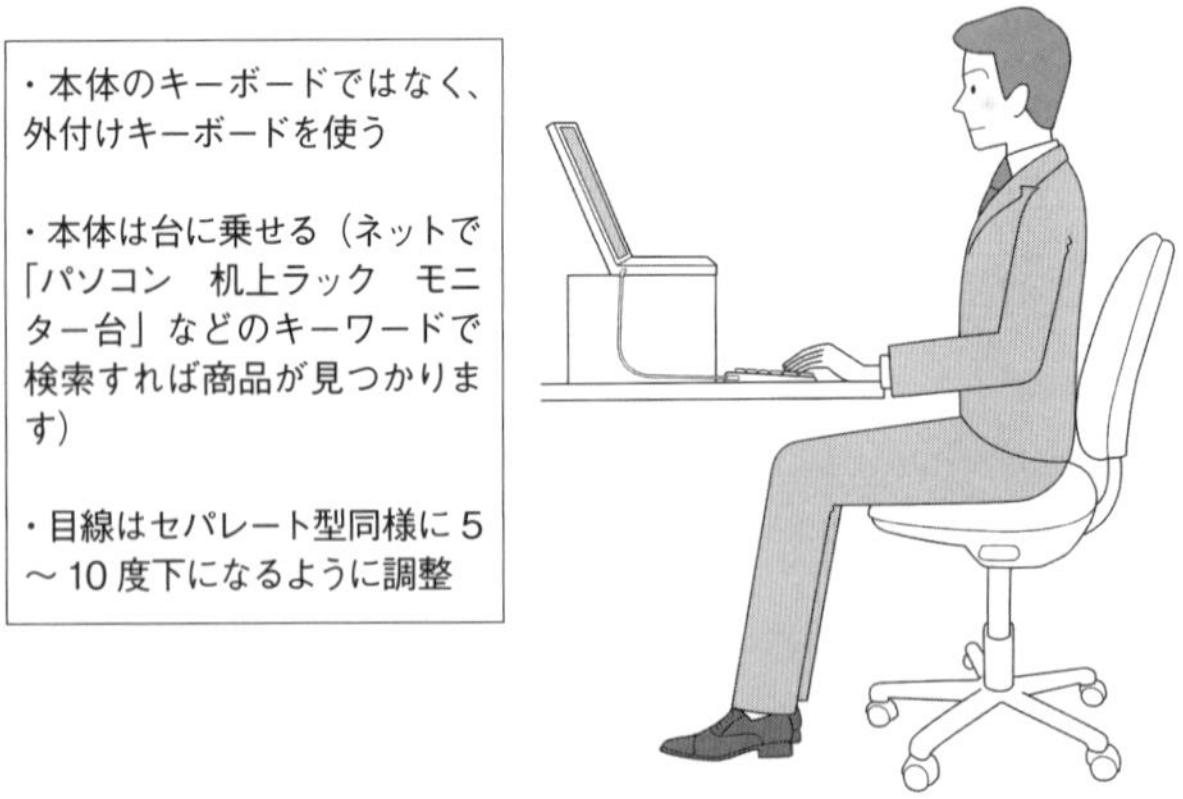
・本体のキーボードではなく、外付けキーボードを使う
・本体は台に乗せる（ネットで「パソコン　机上ラック　モニター台」などのキーワードで検索すれば商品が見つかります）
・目線はセパレート型同様に5～10度下になるように調整

こりや痛みの原因になります。

机の奥行がない場合は、書類はキーボードの左右どちらかに置いてください。その場合は、適度に左右を入れ替えると、首の負担が分散されるでしょう。

——書類の位置は?——

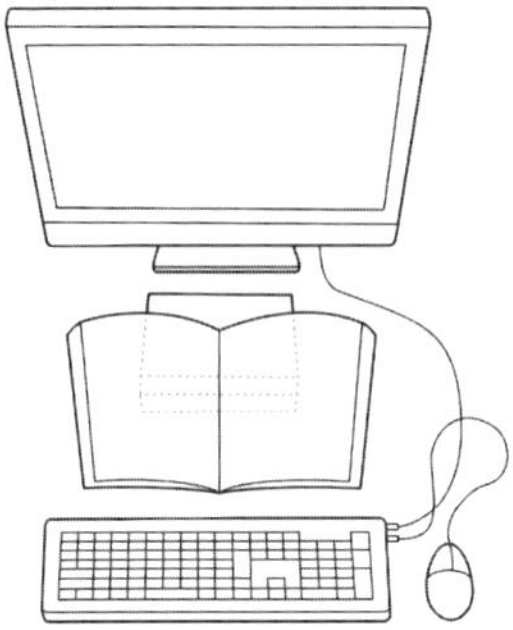

○…ディスプレイとキーボードの間に書類を置く

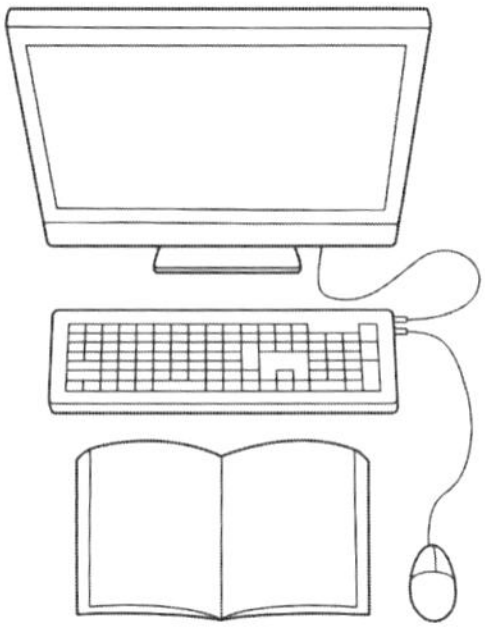

×…手前に書類を置くと、キーボードが遠くなり悪い姿勢になりがち

■オフィスでの正しい座り方…パワーハウス座り

座り方については、2章の最後のほうで「よい座り方・悪い座り方」で紹介しました。よい座り方をさらに発展させた「**パワーハウス座り**」についてここでは詳細に解説していきます。

パワーハウス座りは89ページで述べたパワーハウス筋を使った座り方です。この座り方では丹田が重要です。東洋医学の身体論では、いわゆる「気」の集まるところで、非常に重要な場所とされています。正確には臍下丹田といい、文字の通りへその少し下あたりにあります。へそからは指三本分、約5センチほど下に下がった場所です。骨盤アーチの中心部に位置しており、この丹田を中心に、腰を反らすのでも、丸めるのでもなく、その中間で座るのが「パワーハウス座り」です。

三つのステップでパワーハウス座りを、ぜひ身につけてください。

◎ステップ1　足を思い切り開いて座る

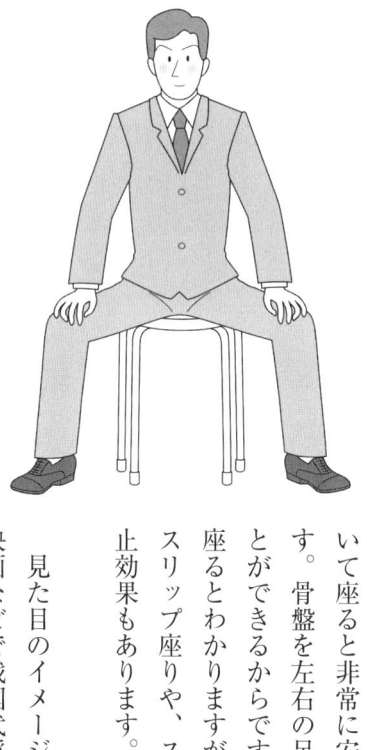

しっかりと足を開いて座るだけで、パワーハウス座りの5割以上は身につくと言っても過言ではありません。実際に足を開いて座ると非常に安定するのがわかります。骨盤を左右の足でしっかり支えることができるからです。実際に足を開いて座るとわかりますが、前述したボディースリップ座りや、スフィンクス座りの防止効果もあります。

見た目のイメージとしては、ドラマや映画などで戦国武将が足を大きく開いて床几に座っている姿勢、というと伝わりやすいでしょうか。
女性の場合ですが、日本人女性は足を開くのは行儀が悪いという固定観念がありま
す。そこで女性は自宅で足を開いて座って、パワーハウス座りを覚えるといいでしょ
う。丹田部分に入る感覚をイメージできれば、足を閉じても同じ感覚でパワーハウス
座りが意識できるようになります。

◎ステップ2 「猫背」と「反り腰」を意識する

次に、「猫背」と「反り腰」を意識してください。なぜそうするかと言うと、その中間点を探るためです。いきなりニュートラルな状態で座ってください、と言っても、それぞれに猫背や反り腰など、多少のクセが身体にはついているものですから、難しいのです。

そこで、**あえて両極端な状態を取り、そこから中間点を探っていく**ことで、ちょうどいいニュートラルな状態を見つけます。

まず、座った姿勢から十分に背中を丸めて猫背の姿勢を取ってみます。そしてゆっくりと腰を痛めないように上体を反らせるようにしてください。これを何度か繰り返して両方の状態を感じます。

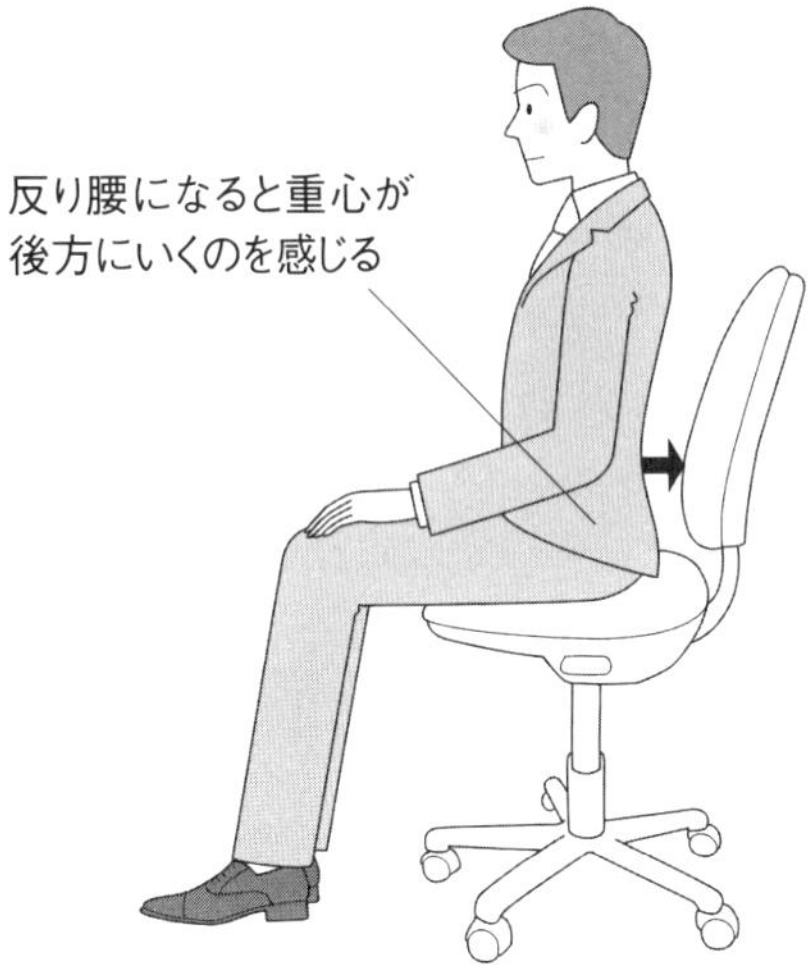
反り腰になると重心が
後方にいくのを感じる

そしてこのときに**一番意識していただきたいのが、重心の位置**なのです。猫背のときは重心が前にいきますし、反り腰のときは後ろにいきます。

つまり、この両極端の座り方は、重心の面から見ても不自然な座り方で身体に負担をかけてしまいます。一方、**パワーハウス座りは、重心がちょうどいい真ん中の位置に来る**ので、非常にラクに座っていられるというわけです。

◎ステップ3　腰を反らしてゆっくり元に戻していく（下腹に力が入るところで止める）

ステップの1と2ができたら、最後の仕上げです。

まずは、足を開いた状態で座って、思い切り反り腰の状態にしてください。急激にやると腰を痛めるので徐々にゆっくりと。そこから少しずつ腰を丸めていってください。

途中、**背中の筋肉の緊張が解けて、わずかに下腹の筋肉に力が入る瞬間があります。そこが反り腰と猫背の中間地点、つまりパワーハウス座りのポイントです。**すぐにはわからないかもしれませんので、その場合は何度か繰り返して行ってみてください。

これまでの座り方とは違った「肩の力が抜けて、ラクにそして体軸がしっかりと座っている」感じがパワーハウス座りの真骨頂です。

長時間座っていても、身体に負担がかかりにくく疲れません。そして、実際に試してみるとわかるのですが、何かの折に立って行動するのが非常にスムーズになります。

普通だと、立ち上がる動作があってそれから一歩を踏み出すという流れですが、パワーハウス座りだと、そのまま重心をどちらかの足にかけると、立ち上がりながら一歩を踏み出すことができるのです。はた目からも動作がきびきびとしますし、文字通り腰が軽い状態です。思いついたことを即、実行に移すのに最適な座り方、とも言えるのです。

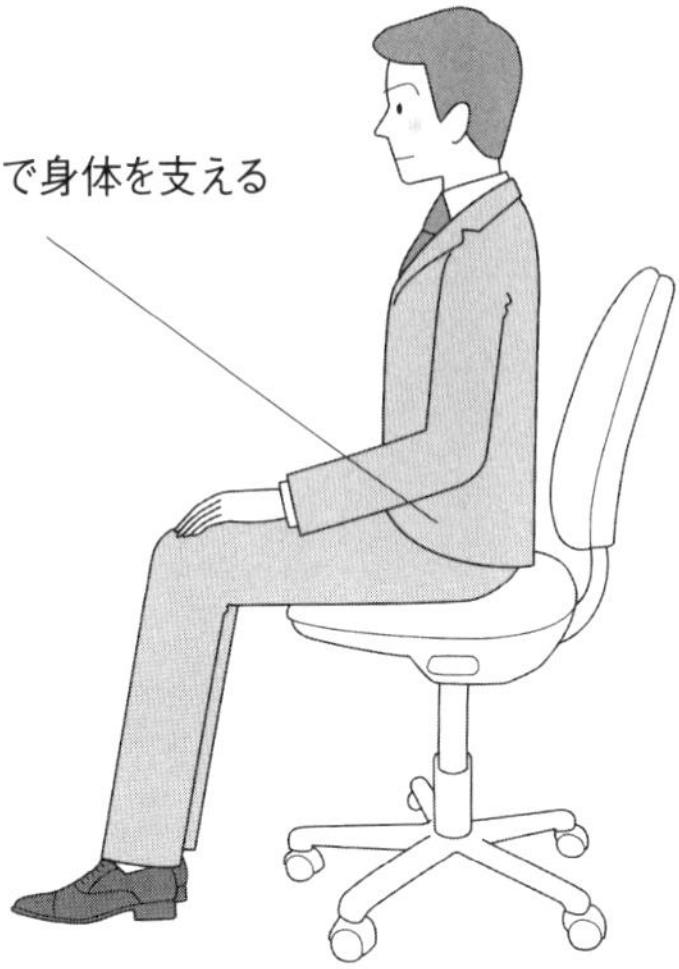

パワーハウス座りができたときの感想には個人差があります。ある人は**「腰が真っ直ぐになった！」**と言い、ある人は**「骨盤が立った！」**と表現します。ほかにも**「肩から力が抜けた」**だったり、**「視**

野が広くなった」などさまざまです。

たったこれだけです。**コツさえつかんでしまえば、どんな場面でも応用できます。**ぜひ、習慣化させて自分のものにしてください。それが、長い目で見た健康、ビジネスの信頼、そして人生の質、クオリティー・オブ・ライフ（QOL）を高めることに結びつくのです。決して大げさではありません。実際にのべ15万人のオフィスワーカーを30年近く見てきた私の経験から、強く推奨したいと思います。

折角身につけたパワーハウス座り、簡単に手放さずにぜひ習慣にしていただきたいと思います。

よく受ける質問に「いい姿勢を維持するにはどうすればよいですか?」というものがあります。正しい姿勢を身につけても、すぐに戻ってしまうのではないかという不安があるというのです。

しかし、私はこう考えます。まず、「よい姿勢を維持しよう」という発想をやめましょう。それまで正しくない座り方をしてきた人が「正しい姿勢を維持しなければいけない」という義務感を持ってしまうと、精神的に窮屈にならないでしょうか。
「ああ、またパワーハウス座りを忘れてしまった」「いつの間にか猫背座りになっていた」などと、減点法で考えるのではなく、発想を逆転させるのです。

少しでもパワーハウス座りをする機会を増やす、と加点法で考えてみてはいかがでしょう。最初は、自宅でも会社でも座るたびに、意識するようにして上記の3ステップを思い出して、できるだけその機会を増やすようにしてみてください。

自宅での座り方・寝ころび方

オフの過ごし方は、多忙なビジネスパーソンにとって非常に重要です。普段の疲れを抜き、ストレスの解消をする。リフレッシュのために休日はゴルフなどの趣味に興じたり、あるいは公園や近所をランニングしたり、一週間のアクセントになるでしょう。

しかし、一方で休日に仕事を持って帰って処理をしなければならない人も多いと思います。**ノートパソコンやタブレットで長時間の作業をして、首や腰を痛めて来院される人が多くいらっしゃいます。**患者さんに話を聞くと、自宅なので、オフィスにいるときと違ってリラックスした姿勢でパソコンやタブレットを使うようです。床に寝そべっていたり、ソファーで中途半端な姿勢で操作したり。姿勢の大切さを改めて感じる事例です。

また、平日、疲れて家に帰り、リビングでくつろぐひととき。休日に映画などのDVDを観たり読書をしたりするとき……。ソファーに座る人も多いと思います。

実は、**柔らかいソファーはなかなかやっかいで、残念ながら正しい座り方がほぼできない**のです。なぜなら、ソファーに身体が沈みこんでしまうので骨盤を起こした状態になりにくいからです。当然、パワーハウス座りも難しいのです。

例えば、ビジネスの取引先の応接室などで、ソファーが柔らかすぎて顧客を前によい姿勢がとりにくくて苦労した経験はないでしょうか。姿勢をよくしようとすれば、ソファーの端のほうにごく浅く座るしかありません。

固いソファーに座る場合は、クッションを腰に当ててできるだけ深く座るようにしましょう。このときに、腕組みをするか別のクッションをお腹に抱えるようにすれば、腹筋に力が入りやすくなり、首と腰の負担が軽減できます。ただし、1時間に1回は立って姿勢を変えるようにしたほうがよりよいでしょう。

柔らかいソファーに座る場合は、発想を変えて、「座る」のではなく「寝る」ようにしてください。全身の力を抜いてダラーンとして寝ている状態の延長と考えればよいでしょう。できるだけ寝ているときの姿勢に近づけて腰の負担を軽減しましょう。ただし、この状態でひじ掛けに頭をのせてテレビを観たり、iPadなどのタブレットを操作しようとすると首などを痛める可能性が高いので注意してください。

自宅でくつろぐときは、座り方を変える意識が大切です。ソファーや床、そして硬い椅子など、時々座る場所を変えるのです。では床（あるいは畳）に直接座るときの注意点を次にまとめてみます。

まず、いくつか悪い例を挙げますので、参考にしてください。

①**あぐら座り**…男性に多い。背筋を起こして座ることができれば悪くはない。しかし、背中が丸まりやすく、椎間板に負担をかけがち。

②**横座り**…女性に多い。左右どちらか一方に足を流すので、骨盤がゆがみがち。背

筋も起きにくい。

③ぺちゃんこ座り…これも女性に多い。柔軟性のある幼少期の子供にもよく見られる。股関節のゆがみや筋肉バランスの崩れから、股関節やひざの障害になりやすい。

④体育座り…背中が丸まって猫背になりやすい。特に柔軟性のある子供時代には背中を丸めがちでクセになりやすい。

これらの床への座り方は30分程度の短時間ならほぼ問題はありません。ただし、時間がながくなったり繰り返されるほどに障害になる可能性が高くなっていくのです。

床(あるいは畳)への理想的な座り方は85ページの左下の写真のような座り方です。分厚いクッションをお尻の下に敷いて骨盤を立ちやすくするといいでしょう。

■就寝時の姿勢について

ソファーで、横になってテレビを観ていたらそのまま眠ってしまったという経験をした方は少なくないでしょう。

一つ気をつけていただきたいのは、やや高めのクッション（あるいは二重クッション）を枕にして横向きで眠ってしまうこと。実際に、これをやって首を痛めて来院された患者さんは後を絶ちません。人によってはかなり重症の寝違え状態になって、首をまったく動かせない人もいます。

さて、眠るときくらいは好きな姿勢で……というのがホンネかもしれませんね。実際、必ずこういう姿勢で寝なければならないというものではありません。自分に合った姿勢で基本的には構いません。

ただし、**基本的には仰向け（上向き）で寝られるということが筋肉の拘縮がほぼない状態であり、つまりは骨格のゆがみの少ない状態であると考えられます。**ですから、普段、仰向けでも寝られているかをチェックするとよいでしょう。横向きが続くようなら股関節屈筋群が拘縮している可能性もあります。

また、人間は夜中に寝返りをうつものです。個人差はあれ、寝ている間に何度か寝返りを繰り返します。

寝返りは、体重による身体と寝具の接地面の血液の滞りをなくしたり、温度調整、あるいは全身の血液や体液の流れをよくするために行われると言われています。また、一説には、無意識のうちにその日生じた身体のゆがみを取っているということです。

人生の三分の一は睡眠と言われます。寝ている姿勢は椎間板自体の負担は少ないので、あまり気をつける必要はありませんが、強いて言えば、あまり横向き寝にならずに、上向きで気持ちよく寝られるのがよいでしょう。また、普段正しい姿勢をしている証でもあります。

この寝方と椎間板への圧との関係で興味深いことがあります。

それは、上向き寝だと負担は25ですが、横向き寝だと3倍の75になること（28ページグラフ参照）。上向きで寝るほうが負担は少ないはずですが、姿勢が悪い人は横向きで寝るほうがラクに感じるようです。

つまり、背中を丸めて悪い姿勢で座っていると身体のお腹側の筋肉が拘縮し、足が伸ばしにくくなります。結果この状態をリセットするには、前側の筋肉をほぐして足や腰が伸ばせないといけないのですが、長い時間悪い姿勢でいることにより、固定されてしまってベッドの中に入ったときにお腹側が伸びないので上向きで寝ることが難しくなるのです。

ちょっと変なたとえですが、ダンゴ虫を上向きにしたようなイメージです。背中が丸まっているから上向きだと安定しにくくて横向き（丸まった状態）を好むのです。結果、寝ているときも座っているときもこの状態になり、徐々に背中の丸まりが進行するのです。これは患者さんの治療経過を見ていても明らかです。

ＫＩＺＵカイロでは、初めて施術を受ける方には、日常の習慣についても簡潔にお訊きしています。その中で、寝方について伺うのですが、**仰向け（上向き）で寝にくいとか、仰向けでは寝られないと訴える患者さんがいらっしゃいます。こういう方の治療には相対的に時間がかかります。**それだけ背中が丸まった状態で固定されていたという証なのです。

では、ここで企業秘密でもあるのですが、その場合の施術方法について明らかにしましょう。

背中が丸まった患者さんに行う施術は、まずお腹側の拘縮した筋肉（主に股関節屈筋群）の緊張を取り除き、身体がタテ方向にスムーズに伸び縮みできるようにします。そして背骨には、丸まった状態から前方への可動性（動き）を加え、丸まりからの脱却を図るのです。さらに、弱った筋群（主に腹横筋、多裂筋、横隔膜、骨盤底筋群、臀筋群）の強化と日頃の姿勢の改善指導です。

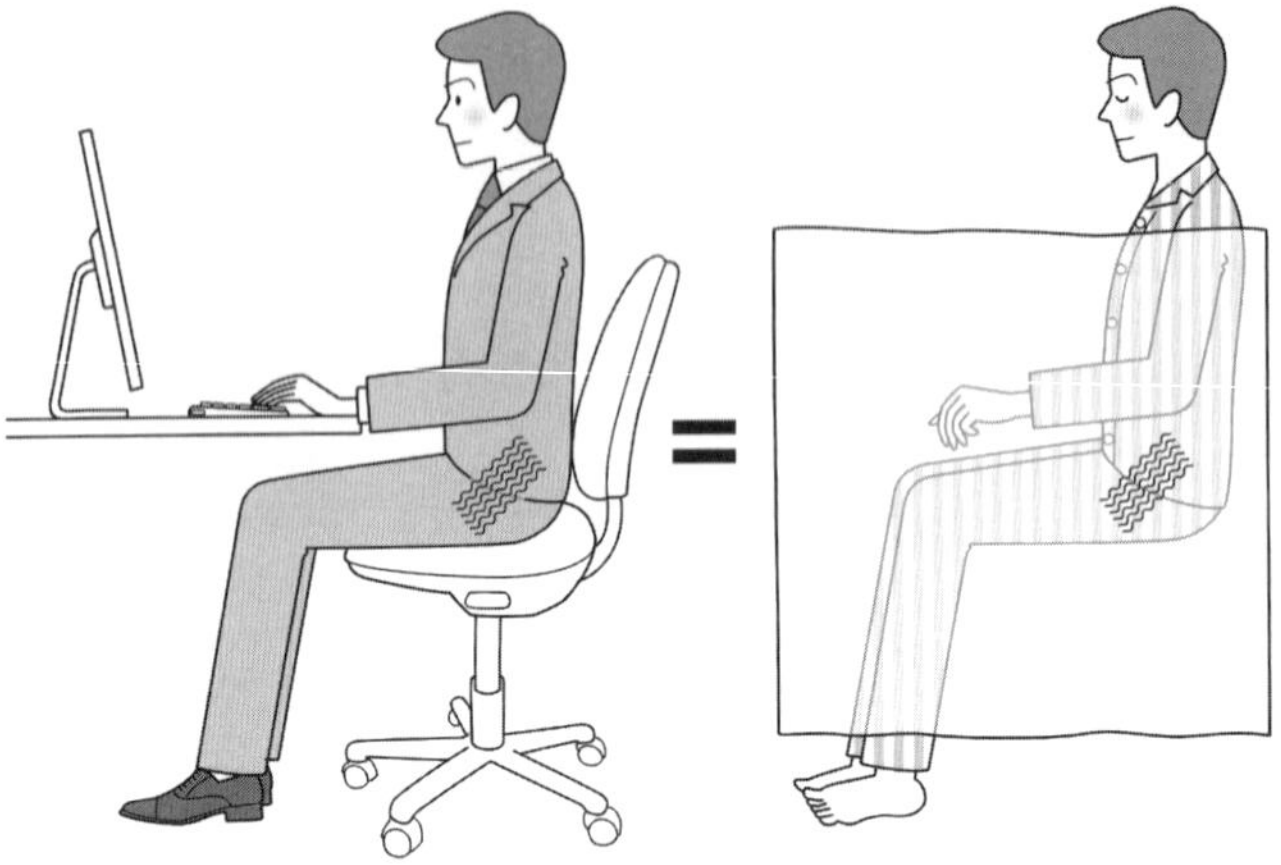

長時間座っていると、お腹側の筋肉が拘縮して、寝ているときも同じような状態になりがちです。さらに悪い姿勢で座っていると背中も丸まって余計に仰向けに寝にくくなるのです。

これらがパッケージされれば、10年間以上仰向けで寝られていなかった患者さんも仰向けで寝ることができ、寝ている間に椎間板への圧（重力に負けている）を翌日に持ち越さなくて済むようになるのです。つまり寝ながらリセットができるのです。

■正しい姿勢を手に入れるための習慣

この章で説明してきたことのまとめとして、**デスクワーカー（パソコンを毎日、長時間使用している人）のための「正しい姿勢を手に入れるための習慣」を次ページにチェックシートにしてまとめました。**まずは普段の自分がどれほどできているかをチェックして、ゆがみの少ない身体を手に入れてください。

もしできれば、このチェック表を1週間に1度程度チェックしていただきたいと思います。1度にすべてできていなくても構いません。むしろ、急に習慣化するのは無理があります。

前述したように、減点法ではなく、加点法で考えることが、よい習慣を固定化させて、よい姿勢を手に入れるコツなのです。焦らず、徐々によい姿勢を身につけていきましょう。

- □ 仕事中は１時間に１度、立って少し歩くなど身体を動かす
- □ パソコンは必ず、身体の正面に置く。ボディースリップ座りにならないように注意！
- □ ソファーや床に座ってのパソコン、タブレットは極力避ける
- □ 書類をキーボードの手前に置かない（キーボードの左右、またはキーボードとディスプレイの間に置くようにする）
- □ パソコンのディスプレイを目線より５〜10度下にする
- □ 足はできるだけ組まない
- □ ひじをデスクやひじ掛けに置いて、片ひじ重心にならないように注意
- □ １日30分以上、歩くようにする
- □ できるだけ仰向けで寝るようにする
- □ 疲れたら深呼吸を５回する
- □ 電話を耳と肩で挟んだまま、キーボードを打ったり、マウスを操作しない
- □ デスクにひじをつき、頬杖をつきながらのマウス操作を長時間しない

◆Column④ 自分に合った枕の選び方

誰でも枕を選ぶときに重要視しているのは「寝やすさ」だと思います。「寝やすい＝自分に合った枕」と考えている方が大半ではないでしょうか？

本当に寝やすい枕がいいのでしょうか？

腰を痛めたり、寝違いを繰り返しても寝やすさを優先するという人はいないでしょう。

そうです、枕の場合も椅子と同様に、ただ「ラク」を基準にしては選択を誤ってしまう可能性が高いのです。

これは、寝る姿勢についても同様です。前述の通り、横向き寝は、上向き寝の3倍の圧が椎間板にかかると言われています。それだけ上向き寝のほうが椎間板への負担が軽いのです。寝やすいからと言って横向きばかりで寝ていると、腰に対して悪影響を与えて続けていると言っても過言ではないのです。

子供は、寝相が悪いものですが、寝ながらでもよく動くので、どんな寝方をしても身体を痛めたり、筋肉が固まったりすることはほぼありません。しかし、年齢を重ね、身体に柔軟性がなくなってくると、バランスの悪い姿勢で寝ていれば、首や腰に悪影響を及ぼしやすくなります。

気持ちよく寝られる（寝つきがよくなおかつ熟睡できる）枕がいいのはもちろんですが、それと同時に考えなくてはいけないのは、身体全体にとっていい枕なのです。言い換えれば「姿勢をよくする枕」です。

ただ、今まで長年使ってきた枕はやはり本人にとって寝やすいものだと思われます。横向き、うつ伏せで寝ていた人が、上向きに寝れば、寝苦しいように、その使い慣れた枕から、いきなり形が変われば寝にくくなるでしょう。

ではその人に合った枕を作ればそれでよいのでしょうか（首の角度などを測って、個人に合わせた枕を販売しているお店もあります）。

姿勢のよい人はそれでよいと思います。しかし、姿勢が悪い人が自分に合った枕を作るとなると、その姿勢の悪い状態をキープする枕になってしまう可能性が高いのです。例えば、猫背の方が自分に合った枕を選択しようとすれば、当然ながら猫背はなんら改善しません。低反発の枕は、悪い姿勢の形状をそのまま再現するかもしれません。

ですから、必要なのは、「その人に合った枕」ではなく「その人の姿勢をよい状態に変えていく枕」なのです。最初、寝苦しさを感じるかもしれませんが、使っていって慣れれば、姿勢も改善するでしょう。結果、質のよい深い睡眠を得られるようになると思います。

さらに、横向きや下向きで寝ることが多い方は、上向きで寝られるようにすることです。もちろん寝返りはうっていいのです。基本が上向きということです（就寝中の70％が上向きで、残りの30％が寝返りをしているイメージでいいと思います）。

枕を選ぶときは、まず自分の姿勢を治す、そして姿勢の改善と同時進行で枕の高さが変えられるような枕が理想です。

5章

身体の痛み・こりを取る…簡単「KIZU式メソッド」

この章では、なぜ肩や腰の痛み、そしてこりなどが起こるのか、そのメカニズムをわかりやすく説明し、そしてそれらを取り去る、誰でも簡単にできるストレッチなどを紹介します。

姿勢をよくすることの価値はよくわかったし、そうしたいけれど、今現在、しつこい痛みやこりがある場合に、ぜひ実践してみてください。

■しつこい痛み、そしてこりの原因は?

肩や腰の痛み、そしてこり。これはすべてその周辺の筋肉が発するシグナルです。正しくない姿勢や長時間の同じ姿勢によって、筋肉が緊張し、血流が滞ってこりや痛みを誘発します。

以下は、多少専門的に、痛みとこりの原因を説明します。あまりメカニズムに興味のない方は読み飛ばしていただき、179ページからのストレッチ法を試してみてください。3章でご紹介した「ニュートラルストレッチ」「ニュートラルリセット法」もあわせて実践すれば効果的です。

・筋肉、筋膜の癒着発生のメカニズム――体は放っておくと固まる

ここ数年、「ある症状」が悪化傾向にあります。それは、〝筋・筋膜の癒着〟です。例えば、同じ姿勢でパソコン作業をしている姿を思い浮かべてください。肩が少し前に巻き込み、ひじを曲げて手首を固定させて作業しますね。この状態を長時間続ければ、当然短くなった筋群は固まります。その結果、癒着が起きるのです。

筋肉は関節の動きによって、短くなったり長くなったりします。つまり関節は、筋肉の拮抗した働きによってバランスを保っているのです。腕を曲げる筋肉が収縮して短くなれば、反対に腕の後ろにある筋肉は伸びて（伸長して）収縮しにくい状態になります。

――人体の横断面層――

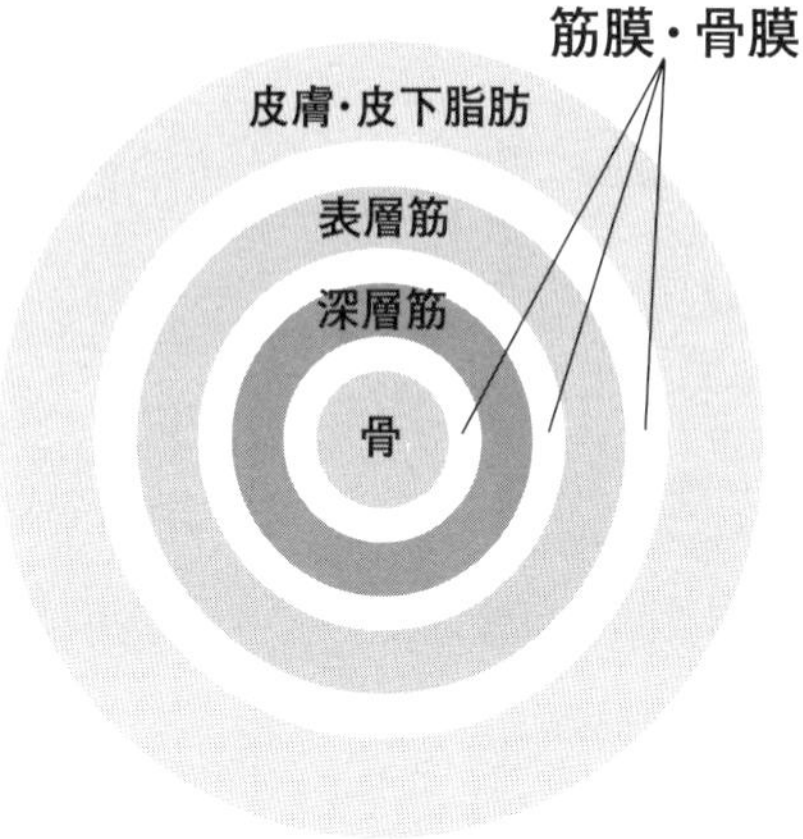

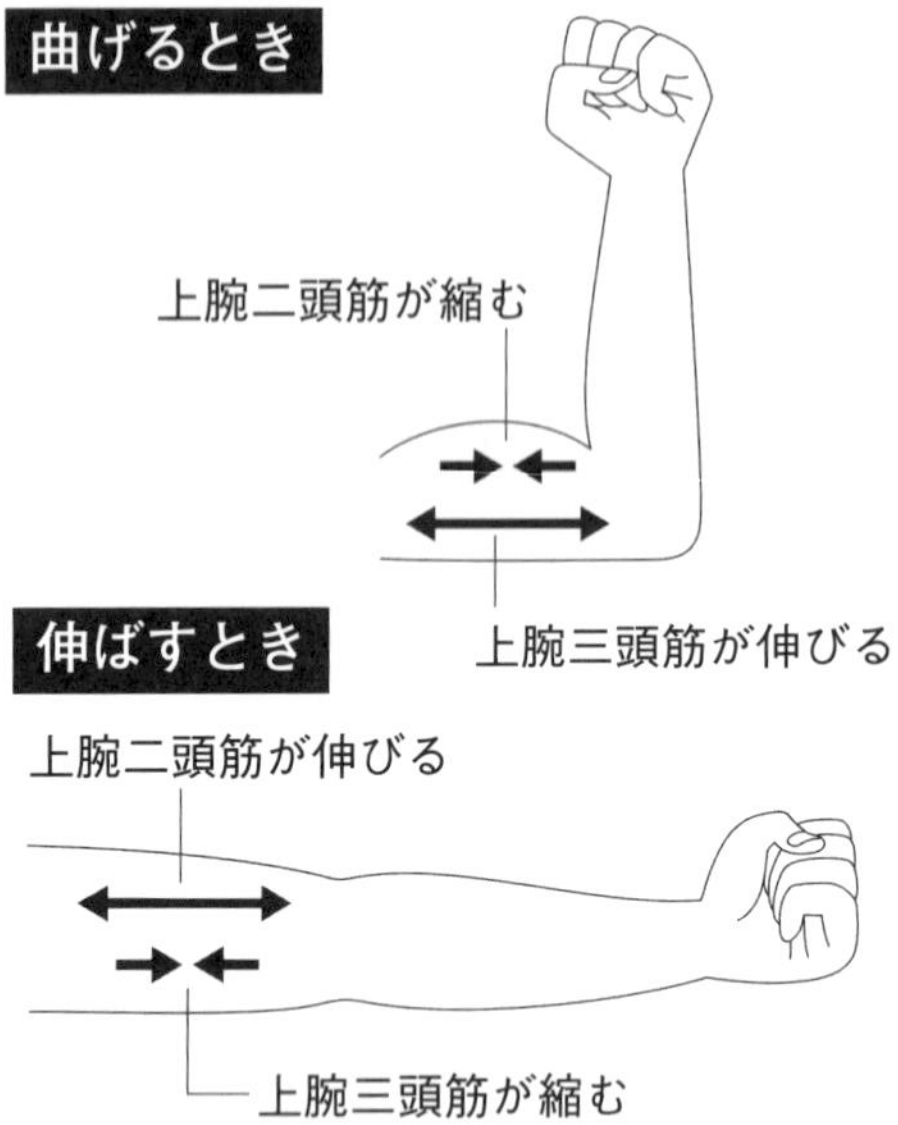
曲げるとき
上腕二頭筋が縮む
上腕三頭筋が伸びる
伸ばすとき
上腕二頭筋が伸びる
上腕三頭筋が縮む

パソコンやスマホの使用頻度が高くなり、その年月が経つにつれ、一部の筋肉の〝癒着具合〟が激しさを増しているのです。それもそのはず、集中して同じ姿勢のまま数時間ですから、その反対の拮抗する筋肉の弱体化が進み、元の状態に戻りにくくなってしまっているのです。

その状態が慢性化してしまうと、筋肉だけの問題ではなくなり、神経圧迫障害である椎間板ヘルニアや坐骨神経痛にまで至ることがあり、足や腕の痛みやしびれが出現する一因にもなっているのです。

癒着した筋肉・筋膜を顕微鏡で見ると、線維芽細胞《せんいがさいぼう》という組織がバラバラの配列になっているのが確認できます。その状態ですと、伸びたり縮んだりすることができなくなるため、痛みやこりの原因になります。

・筋膜とは何か

頭のてっぺんから足の先までを覆う薄い膜のことを言います。皮膚が身体の外側を覆っているように、筋膜は身体の内側の筋肉・腱・靭帯・骨・関節・内臓などすべてを個々に覆い（互いの連結を保ちながらも）相互の動きを可能にしているのです。

何かにたとえるとすると、グレープフルーツの厚い皮を剥《む》いたときを思い出してください。実を包む甘皮は、外皮との間にはびこる白い線維により双方を適度に連結しています。人体においては，甘皮が筋膜であり、外皮との間にある線維が癒着のもとになる線維結合組織です。

人体にも同様の仕組みがあり、各筋肉は筋膜により分離されると同時に、適度な動きが保たれています。柑橘類にまれに見かける、実と外皮が硬くくっついたものが癒着のモデルと言えますが、人体の中で筋膜間の線維結合組織が不要に増えることで筋膜間の動きが失われたものが癒着であり、病巣周囲の動きを失った筋・筋膜は血行が低下し，退化して痛みやこりの原因になります。

・筋膜はいつ癒着が進行するのか？

私たちが夜寝ている間やパソコン姿勢で同じ体勢でいるときに癒着は進行していきます。

例えば、朝起きて後ろに身体を反って腕を上に伸ばしてストレッチするときやパソコンに集中した後に背伸びをしたいときなどは、背中から肩にかけての筋膜癒着を取り除いて、隣接する組織がスムーズにスライドするように無意識に行っているものなのです。

どこかにケガをした後に、痛みを恐れて放置していると夜寝ている間にできた筋膜癒着がとれずに残り、次の日も動かさないでいると更に癒着は進行するのです。
パソコン姿勢で1日10時間同じ格好で10年間経ったとしたら、どのような事態になっているでしょうか？　考えるだけで恐ろしいことです。

また癒着は、同じ動きを繰り返していても起こります。例えば、繰り返し行っている腕を伸ばして肩を前にして動かすマウス操作なども同じ筋肉しか使っていません。このような動きの連続でも筋・筋膜の癒着は起こるのです。

・癒着のメカニズムについて

肩を例にとりますと、動かさない肩に筋膜癒着が重なる↓関節の可動域が狭まる↓関節に付着する筋肉が完全に伸縮しなくなり、固くなる↓組織間の摩擦が増える↓微細裂傷が起こる↓筋膜癒着がさらに増える、というふうに悪循環の一途をたどってしまいます。

年齢とともに少しずつ身体が固くなるのは、まさにこの筋膜癒着の積み重ねです。

数日前の癒着であれば、簡単なストレッチで取り除くことができるかもしれませんが、何週間、何か月、何年、何十年とかけて積み重ねられた筋・筋膜癒着は適切な治療を受けない限り自然にはとれないのです。これが何年、何十年の頑固なこりや痛みの原因なのです。

■上半身の痛み、こりを取るストレッチ

①胸の筋群のストレッチ

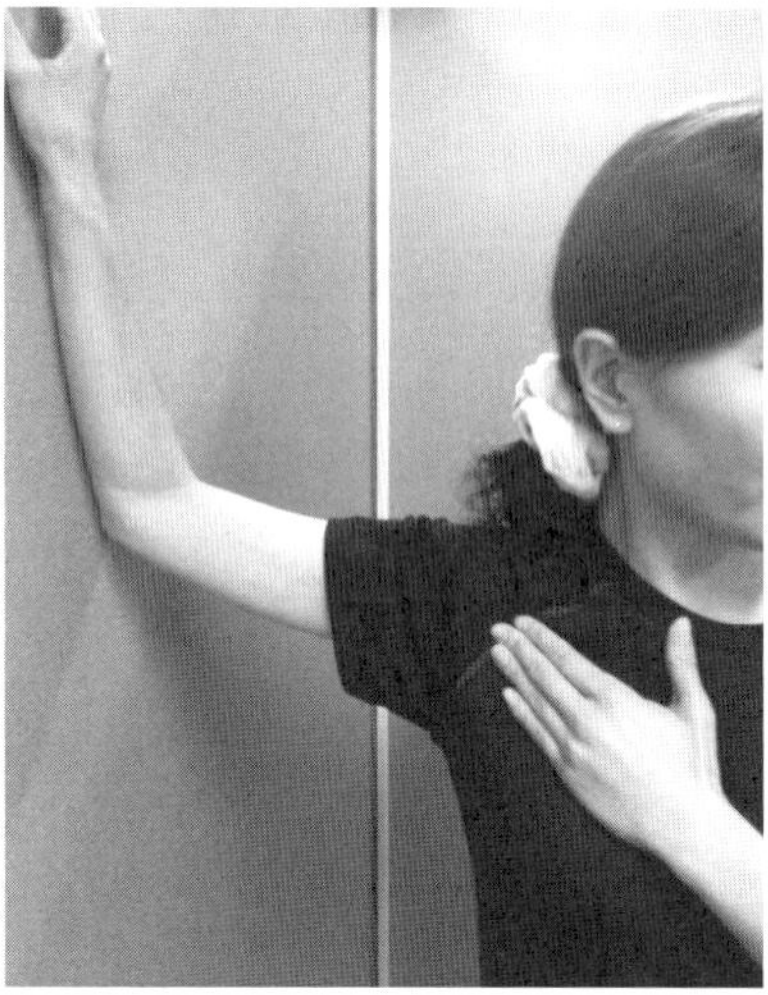

ひじを90度に曲げ、柱や壁にひじを引っ掛け、胸の筋肉を伸ばします。当てたひじが浮かないように注意して、身体を壁から遠ざけるように息を吐きながら伸ばしていきます。反対の手で伸ばす筋肉に手を当てイメージすると効果的です（息を吐きながら左右5回ずつ）。

②肩の筋群のストレッチ

背筋を伸ばした状態で、伸ばしたい側

の首根っこに反対の手を当て、首を反対の斜め前方向に伸ばして行きます。そのときに手で押さえている筋肉を斜め下方向へ伸ばすのがポイントです（息を吐きながら左右5回ずつ）。

③腕のストレッチ

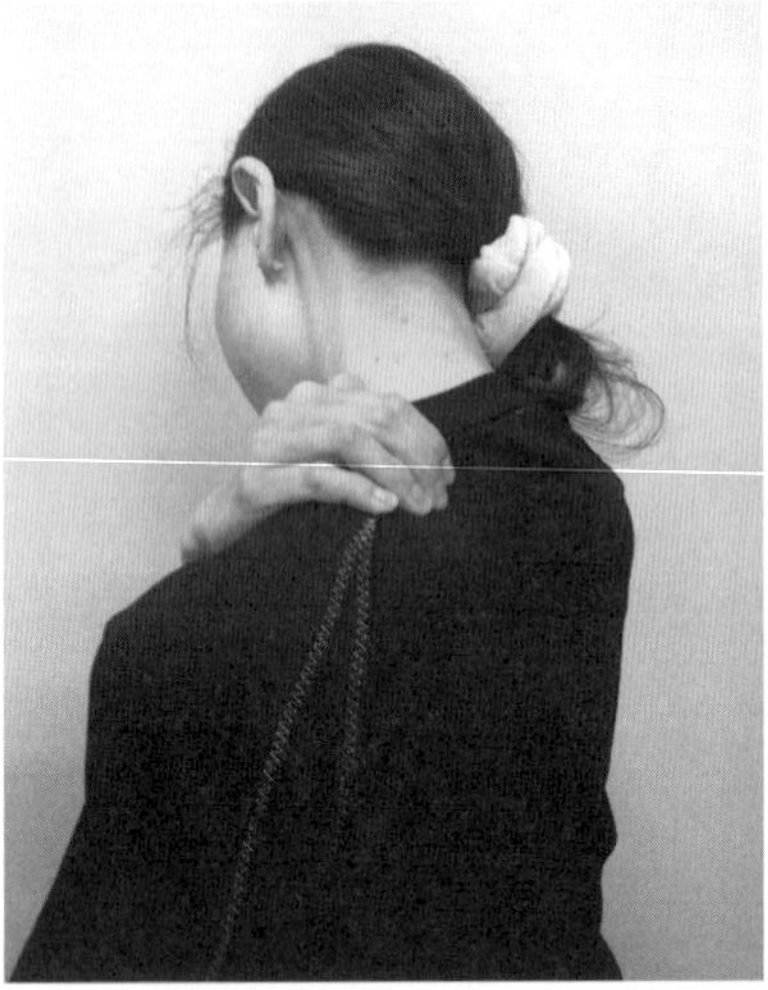

まず、肩幅ぐらい足を広げ、しっかり立つ。伸ばす側のひじを耳の横に上げる。そして反対の手を頭の上にあげてひじを押さえて真後ろ方向へストレッチを加える。このときに腕の付け根あたりが伸びるのを感じる。次にその状態のまま伸ばす側の腕を胸の前に持ってきて、反対の手の甲でひっかけるようにして伸ばす。

このときに身体は、まっすぐ前を向いた状態でキープし体幹がぶれないようにする。

するとと腕の付け根が肩甲骨から剥がれるような感覚でストレッチできる（息を吐きながらそれぞれ左右5回ずつ）。

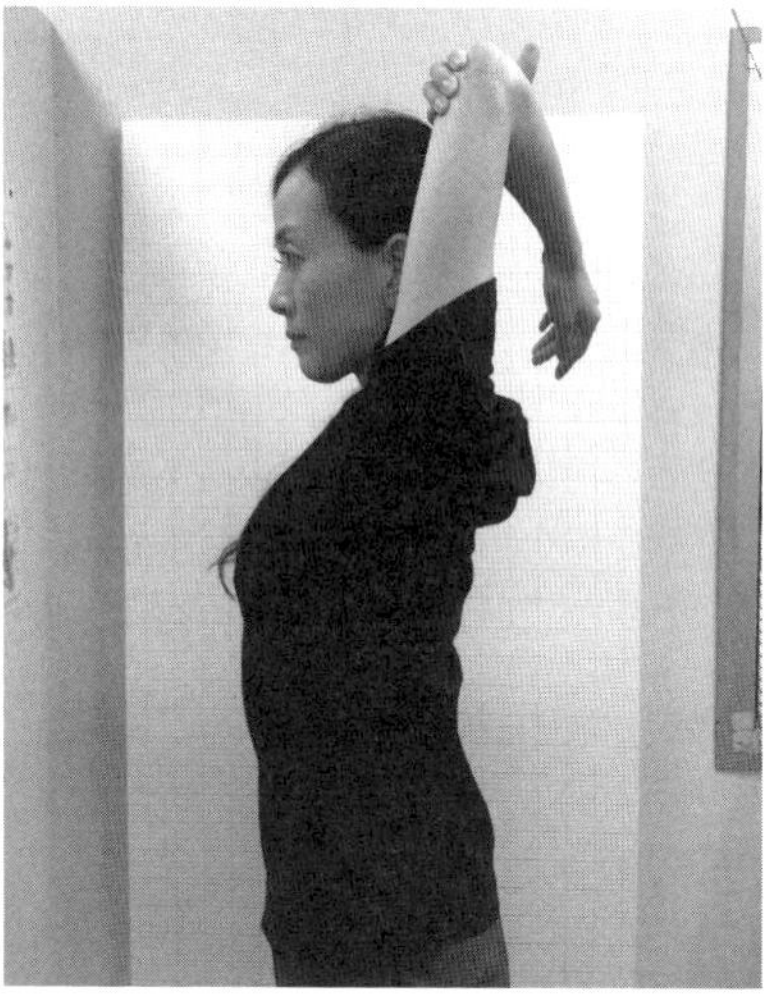

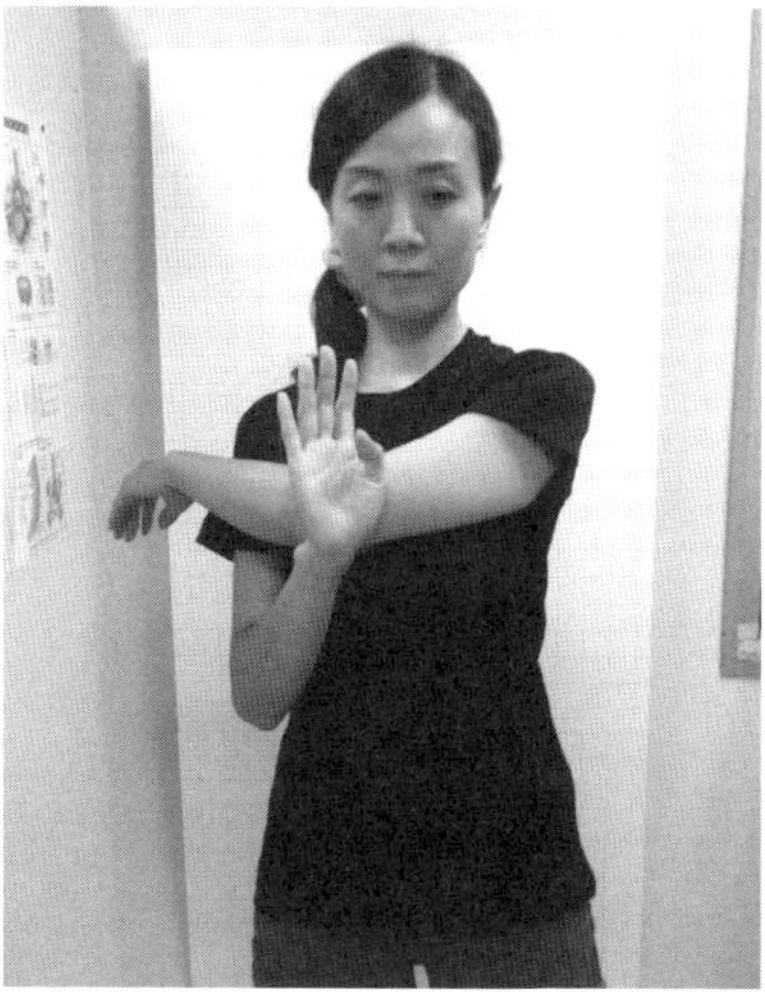

■下半身の痛み、こりを取るストレッチ

①太もものストレッチ

写真のように「気をつけ」の姿勢から片足のひざを曲げ、両手で（初めのうちは、バランスが悪いので、片手を壁について も可）その曲げた側の足首を持ち、太ももの前側を伸ばします。

このときにお腹と太ももが一直線になるように伸ばしていきましょう（かかとを先にお尻につけようとすると、太ももが伸びないので、太ももを伸ばすことを優先にしてかかとがお尻につかなくてもＯＫです）。

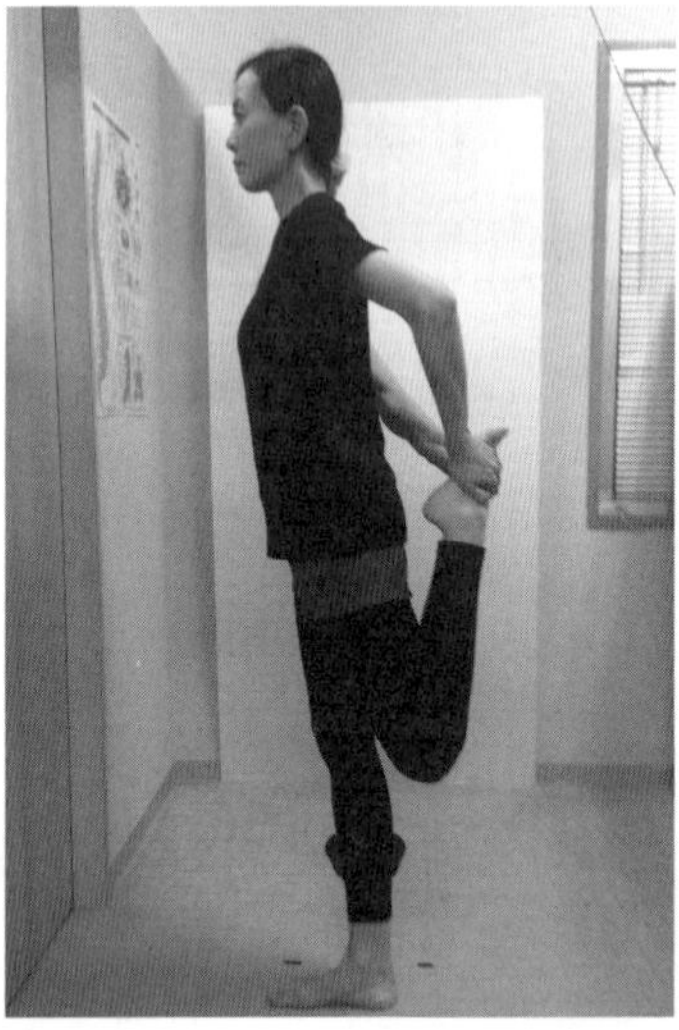

◆Column⑤ 自分に合った椅子の見つけ方

自分に合った椅子とは、ただ単に座り心地よいだけの椅子ではありません。椅子の機能で重要視しなければいけないのは、「心地よさ」と、それ以上に重要なのが「安定性」です。

例えば、ソファーなどはよい座り心地のものが多いと思いますが、安定性には欠けるものが多いため、姿勢が悪くなりがちです。長時間座っていると腰が伸びにくくなったり、痛くなったりした経験をお持ちの方も少なくないはずです。

では、安定性に優れていればいい椅子なのでしょうか？　安定性がある椅子とは、言い換えれば座面の固い椅子です。例えば公園のベンチなどの木でできた椅子などですが、これも短時間座るぶんには安定していていいのですが、長時間になるとお尻が痛くなったりするものです。

この「心地よさ」と「安定性」の2点をカバーする椅子が、長時間座る椅子を選ぶときの原理原則です。

しかし、椅子メーカーさんは、椅子に座った第一印象を大切にします。それは購入者の、購入の決め手になるのが、一瞬座ってみての「心地よさ」と知っているからなのです。結果、企業担当者が選ぶ椅子は「心地よさ」優先です。でも実際に使用する社員さんたちは、長時間使用しますので心地よさで選ばれた椅子は、疲れやすく不評なことが多いのです。これは多くの企業セミナーを通じて実際の社員さんからあがっている声なのです。

そこで企業担当者の方にお願いしたいのは、椅子を選ぶという大事な選択は、私たち姿勢のプロに任せてほしいということです（座り姿勢コンサルティングでは、椅子選びからオフィス環境・座り姿勢までをトータルにご提案します）。この初めの一歩で、どれだけ社員さんたちの健康と会社の利益を損なっているのかを知ってほしいのです！

3章でも紹介しましたが、椅子を購入するときは、まず、30分くらい座ってから決めるようにしましょう。

大手椅子メーカーではショールームで実際に座ることができます。先ほどの心地よさと安定性の原理原則を前提に以下のような環境設定をしましょう。

そして自分の身長に合った椅子、仕事環境に合った椅子を選ぶべきなのです。

座ったときに…

・ひざが90度になる

・腰も90度になる

・腰が背もたれの下部に当たる

おわりに

来年で患者さんを初めてみてから、30年を迎えようとしています。一番はじめに担当した患者さんのお名前もお顔も覚えています。その方は当時60代の社長さんでした。症状は背中の痛み。無我夢中で施術を行い、数回で痛みがとれ、五十肩の患者さんを紹介してくれたことも覚えています。私が24歳のときです。

それから30年経過しても、患者さんを前にして考えていることはまったく変わりません。どうすれば、治すことができるのか？　早くラクにできるのか？　日々、無我夢中で試行錯誤しながら施術に望んでいるだけです。

ただその年月を経過してフツフツと湧いてきたのが「このままではいけない」という「思い」です。

人は、つらい痛みが出て初めて、来院されます。

姿勢の悪さが痛みに直結していません。
なぜなら姿勢が悪くてもすぐに痛みが発生しないからです。
人々が痛みがない状態で姿勢の大切さに気がつくことができるのか！
では、どうやって姿勢の重要性を世に問うていくか！

今までにさまざまな姿勢プロジェクトを実施してまいりました。しかし、「みなさんにちゃんと伝わっているのか？」という疑問符がつきます。なぜなら私たち姿勢のプロフェッショナルが、人々にうまくアナウンスができていないからです。感動するプレゼンテーションができていないのです。

タイムリーなことに、この書籍の依頼を受けたときは、「行動姿勢研究会」（共同代表　東京大学医学部付属病院循環器内科・稲島司　助教）という会を立ち上げ、歩く姿勢や座り姿勢の重要性を世にどう発信していくか模索している時期でした。

行動姿勢研究会を設立してから、さまざまな企業に向けて、歩き方、座り方、立ち方など日々の重要な姿勢についてプレゼンテーションする機会が増えました。その中で痛感したのが自分自身のプレゼン能力の低さです。聴衆はさまざまな方がいらっしゃいます。一つの企業でも同じ価値観ではないし、症状をお持ちの方、それぞれの興味など……。どんなプレゼンでもそうですが、自分自身の伝える能力が低いから話に耳を傾けてもらえなかったり、話したことを実行してもらえなかったりするのです。

徐々にではありますが、プレゼンの難しさと面白さがわかってきました。この書籍には、まさに、私が伝えたいことをまとめることができました。書籍も受け身ではありますが、プレゼンと同じです。この書によって1人でも多くの方が姿勢を変えてみようと思うだけではなく、実行に移してもらえれば、この上ない喜びです（はじめの一歩として、107ページからのニュートラル・ストレッチで重心の違い、抗重力な感覚を実感していただきたいです）。

最後にこの本を作成するにあたり、適切なアドバイスと原稿チェックしていただいた清流出版の古満さん、行動姿勢研究会では、いつも適切な助言とともに尽力してくれている東京大学医学部附属病院循環器内科の稲島司　助教、そして研究という苦手な部分を補ってくれている佐々木空先生、治療の合間に手際よく手伝ってくれたKIZUカイロの各先生たち、そして、30年間、貴重な施術をさせていただいた多くの患者さん、最後に執筆作業をいつも気持ちよくできる環境を作ってくれた、妻に心より感謝いたします。

2015年8月吉日

木津直昭

参考文献

『筋骨格系のキネシオロジー』Donald A.Neumann 著（医歯薬出版）
『観察による歩行分析』Kirsten Gotz-Neumann 著（医学書院）
『パソコン、スマホで筋肉が癒着する！』木津直昭 著（グリーン・プレス）
『ねこ背を治してダイエット』木津直昭 著（池田書店）
『その痛み・不調は､「座り方」を変えれば消える！』木津直昭 著（PHP 文庫）
『血管を強くする歩き方　パワーハウス筋が健康を決める』稲島 司・木津直昭 著（東洋経済新報社）
『正直』松浦弥太郎 著（河出書房新社）
『佐藤可士和の超整理術』佐藤可士和 著（日本経済新聞出版社）

*1:Stewart et al. JAMA. 2003;290(18):2443-2454.

*2:「姿勢の変化による椎間板内圧の変化」
Nachemson,A. L.: The lumber spine an orthopae-dic challenge,Spine,1(1), 59-71(1976).

*3:Ploeg et al. JAMA.2012;172(6):494-500

*4:Kilpatrick, M., Sanderson, K., Blizzard, L., Teale, B., Venn, A. (2013), Cross-sectional associations between sitting at work and psychological distress: Reducing sitting time may benefit mental health. Mental Health and Physical Activity, 6(2), 103–109. doi:10.1016/j.mhpa.2013.06.004

*5:Yoshimura N, Muraki S, Oka H, et al.: Prevalence of knee osteoarthritis, lumbar spondylosis, and osteoporosis in Japanese men and women: the research on osteoarthritis/osteoporosis against disability study. J Bone Miner Metab. (2009) 27(5):620-8.

*6:BMJ 2011; 343 (Published 15 December 2011)

木津直昭（きづ・ただあき）● KIZU カイロプラクティックグループ代表院長。豪州マードック大学卒業。カイロプラクティック健康科学士（豪州）。グラストンテクニック認定クリニシャン。マットピラティスインストラクター（BESJ）。日本カイロプラクターズ協会正会員。日本スポーツカイロプラクティック連盟正会員。1992 年に東京・日本橋で開院。以来、四半世紀近くにわたりグループ全体でのべ 25 万人以上の患者が来院している。

近年は、「行動姿勢研究会」を立ち上げ、姿勢に関するシンポジウムや、パワーハウスウォークの普及、さらに「姿勢コンサルティング」では、企業向けの姿勢の研修の普及に尽力している。

「マウス症候群」「スマホ症候群」を提唱。また、ストレートネックの研究の第一人者でもある。雑誌、新聞、テレビなどにも多数出演し、健康情報を発信している。

著書に『パソコン、スマホで筋肉が癒着する！』（グリーン・プレス）、『ねこ背を治してダイエット』（池田書店）、『その痛み・不調は「座り方」を変えれば消える！』（PHP文庫）ほか、多数。共著に『血管を強くする歩き方』（東洋経済新報社）などがある。

■ブログ「姿勢の匠」
http://shisei-takumi.com/

■「KIZU カイロプラクティック」ウェブページ
http://www.kizuchiro.com/

■「行動姿勢研究会」ウェブページ
http://www.bp-research.org/

なぜ、できる人は姿勢がいいのか？

しつこい首や肩のこり、腰痛が軽減する超簡単メソッド

2015 年 9 月 22 日発行［初版第 1 刷発行］

著者………………木津直昭

発行者……………藤木健太郎
発行所……………清流出版株式会社
東京都千代田区神田神保町 3-7-1 〒 101-0051
電話 03（3288）5405
（編集担当　古満　温）
印刷・製本………大日本印刷株式会社

ISBN978-4-86029-435-9
http://www.seiryupub.co.jp/